全国高等院校医学实验教学规划教材

口腔医学基础实验教程

主　编　聂红兵

副主编　李　娜　周海静　李志强

编　委　(按姓氏汉语排音排序)

韩　冰（西北民族大学口腔医学院）

刘梅天（西北民族大学口腔医学院）

苏雪莲（西北民族大学口腔医学院）

张成志（西北民族大学口腔医学院）

科学出版社

北　京

内 容 简 介

根据口腔医学本科教学大纲的要求编写本实验教材。本书综合了口腔组织病理学、口腔解剖生理学、口腔微生物学、口腔材料学和预防口腔医学的主要教学实验。详细地描述了每个实验的目的、实验材料、实验方法步骤及思考题，每一部分均涵盖了主要操作项目，图文结合，方法规范，有一定的先进性和科学性。有助于学生对基本理论、基本知识和基本技能的理解和掌握。

本书适合口腔医学本科生使用。

图书在版编目(CIP)数据

口腔医学基础实验教程 / 聂红兵主编. —北京：科学出版社，2015.2
全国高等院校医学实验教学规划教材

ISBN 978-7-03-043296-4

Ⅰ.①口… Ⅱ.①聂… Ⅲ.①口腔科学-实验-医学院校-教材
Ⅳ.R78-33

中国版本图书馆 CIP 数据核字(2015)第 026377 号

责任编辑：朱 华 / 责任校对：鲁 素
责任印制：徐晓晨 / 封面设计：范壁合

科 学 出 版 社出版
北京东黄城根北街 16 号
邮政编码：100717
http://www.sciencep.com
北京凌奇印刷有限责任公司印刷
科学出版社发行 各地新华书店经销
*
2015 年 2 月第 一 版 开本：787×1092 1/16
2019 年 7 月第五次印刷 印张：7 1/2
字数：168 000

定价：52.00 元

(如有印装质量问题，我社负责调换)

前　言

为了顺应教育部关于深化医学教育改革的总体要求，力求达到培养高素质、创新性、实用型口腔医学人才的目标，根据口腔医学本科教学大纲、西北民族大学口腔医学院现有的实验设备和条件，以及近几年口腔专科教学实践，同时参照了国内多家兄弟院校的经验，我们编写了本书。本实验教程将口腔医学基础课程的内容进行融合，力求达到提高学生学习能力、实践能力、创新能力、应急能力的培养目的。

全书共五篇，包括口腔组织病理学、口腔解剖生理学、口腔微生物学、口腔材料学和预防口腔医学。口腔解剖生理学和口腔组织病理学属于口腔医学专业基础课，是口腔医学专业临床与基础医学之间的桥梁课程；口腔微生物学、口腔材料学的实验主要是基础性实验，本实验教程所述实验涵盖以上课程内容。

本实验教程的特点为：针对我校实际办学条件、生源特点及培养目标而设置实验项目和内容，并插入许多经典图片，使学生学习时更易理解和掌握学习内容。可供口腔医学教师教学和学生学习使用。

在编写过程中，参考了四川大学口腔医学院、西安交通大学口腔医学院、河北医科大学口腔医学院的相关资料，以及人民卫生出版社出版的《口腔组织病理学》（第五版）、《口腔解剖生理学》（第五版）、《口腔医学实验教程》（第二版），第四军医大学出版社出版的《石膏牙雕刻艺术与技术》。本书第一篇由周海静、苏雪莲、韩冰、李娜编写，第二篇由聂红兵、李娜、张成志编写，第三篇由刘梅天编写，第四篇由韩冰编写，第五篇由周海静、李志强编写。此外，在本实验教程编写过程中得到了西北民族大学口腔医学院全体老师的大力支持。在此一并致谢！

由于编者水平有限，难免有不足之处，在此诚请各位同行和学生提出宝贵意见！

目　　录

第三篇 口腔微生物学实验指导

第四篇 口腔材料学实验指导

第五篇 预防口腔医学实验指导

第一篇　口腔组织病理学实验指导

口腔组织病理学包括口腔组织学、口腔胚胎学和口腔病理学三部分内容。其中口腔组织学、口腔胚胎学是研究口腔颌面部器官的发生、发育过程及机制、形态结构和相关功能的科学。口腔病理学是研究这些组织器官在病理状态下的原因、发病机制及发展过程中形态结构和功能的改变，阐明其本质，为认识和掌握疾病发生发展的规律、预防和治疗提供必要的理论基础。

口腔组织病理学实验课教学主要通过对正常组织和病理状态下的组织或器官进行大体形态、光学显微镜、模型、图谱等的观察，增强学习者的感性认识，加深对理论知识的理解，从而达到对理论知识的掌握。

上述口腔组织病理学的实验方法只是最基本的学习和研究手段。目前电子显微镜技术、组织化学技术、免疫学技术、分子生物学技术等都已经用于口腔组织病理学的研究中，并对它的发展起到了巨大的推动作用。

学习口腔组织病理学实验课应注意以下几个关系：①局部与整体的关系。实验课上观察的切片是某种组织或器官的一部分，并不能代表此组织或器官的全貌。例如，一张多形性腺瘤的切片，镜下可见肿瘤有完整被膜，但并不代表着整个肿瘤被膜完整。②形态和功能的关系。组织的形态和功能有着密切的关系，在观察过程中通过形态联系其功能可以增强学习兴趣和效果。③理论和实践的关系。实验过程中应通过观察镜下表现，进一步验证理论课知识，加深对理论知识的理解和掌握，同时注意理论对实践的指导作用，如釉柱排列方向与龋病窝洞预备的关系。

为了获得理想的实验效果，每次实验课都设有课堂作业：①在实验报告上绘制组织切片的镜下图，并标出镜下结构的名称(尽量用中、英文标出)。②必须完成每个实验后的复习参考题。

本实验课中要求掌握、熟悉及了解的内容，严格按照本校制定的口腔组织病理学教学大纲的要求执行。

实验一 口腔颌面部发育和牙齿的发育

一、颌面部发育

【目的和要求】

(1) 掌握口腔颌面部的发育(oralfacial development)、腭部的发育、舌的发育和颌面部发育畸形的发生机制。

(2) 了解大小涎腺的发育时间及发育过程。

(3) 了解颌骨的发育时间及上下颌骨的发育有何异同。

【方法和步骤】

(一) 讲解颜面部发育模型

略

(二) 在光镜下观察切片

1. 颜面矢状断面切片(第 8 周人胚，HE 染色)

(1) 放大镜：在切片的中央有一处面积较大的深染区，形如“Ω”为舌，其上方与鼻中隔相对应，内有透明软骨；其两侧为垂直向下生长的侧腭突。

(2) 低倍镜

1) 观察口腔上皮的细胞层数。

2) 观察舌的位置，两侧腭突的发育情况及口腔与鼻腔的关系。

3) 下颌骨的发育：麦克尔软骨，深染(嗜碱性)的板状结构，为正在发育着下颌骨，在麦克尔软骨与下颌骨之间，有淡染、点状，椭圆形结构，此为正在发育的神经横断面(什么神经？)。

4) 颌下腺的发育：在麦克尔软骨的内侧尾端，有一轮廓清晰的间充质，内有染色较深的上皮团块或条索，此为颌下腺发育的早期，有的切片在原口腔侧方可见腮腺发育早期雏形迹象。

2. 头部矢状断面(第 11 周人胚，HE 染色)

(1) 放大镜：大略显示人头轮廓，额部显示的泡状结构及与之相连的不规则嗜酸性染色物为脑泡，对侧下方为口腔。

(2) 低倍镜

1) 舌：位置、形态、结构。

2) 腭：位置及其存在价值。

3) 上下唇：已有雏形。

4) 辨认本切片中有关口腔颌面部发育的结构。

3. 下颌矢状断面(第 4 个月人胚胎，HE 染色)

(1) 放大镜：观察口腔各个组成部分的结构关系。

(2) 低倍镜：观察舌、舌下腺、下颌骨和唇的发育等。

4. 下颌矢状断面(第 6 个月人胚胎，HE 染色)

(1) 放大镜：在中部上方的泡状结构为牙胚，右侧深染网状结构为发育中的牙槽骨，其上方有舌下腺，左侧为唇。

(2) 低倍镜：观察以上各种结构的发育情况。

5. 示教

(1) 腭发育(8 周和 11 周)。

(2) 舌发育(8 周、11 周和第 4 个月)。

【作业】

(1) 额鼻突通常出现的发育障碍，可导致形成哪些颌面部畸形？请举例说明。

(2) 你认为第一对鳃弓的方发育参与形成了口腔颌面部的哪些结构？

(3) 舌盲孔的位置及其形成机制？

(4) 三对大涎腺及各种小涎腺的发育，分别始于胚胎发育的什么时间？涎腺中哪些腺体的发育与淋巴组织的发育关系密切？

二、牙齿发育

【目的和要求】

(1) 掌握钟状期牙胚的结构。

(2) 熟悉牙齿发育(development of teeth)的全过程。

(3) 了解牙齿硬组织的形成。

【方法和步骤】

1. 牙板及牙蕾的形成(图 1-1)　观察原始口腔上皮，有几层细胞？观察原始口腔上皮向内增生形成的马蹄形上皮板即牙板，牙板末端上皮细胞继续增生形成一团细胞，即牙蕾。在牙蕾周围的间充质细胞也有增生现象，细胞密集。

2. 帽状早期牙胚 HE 染色(图 1-2)　肉眼或放大镜观察，辨认口腔上、下颌等结构。

镜下观察：

(1) 在低倍镜下观察，寻找上、下颌，口唇，牙板，牙胚，前庭板。

(2) 观察帽状期牙胚的结构和成釉器分化出的三层细胞的形态特征。

(3) 观察牙乳头的形态特征。

此片为帽状期成釉器，牙囊不明显。

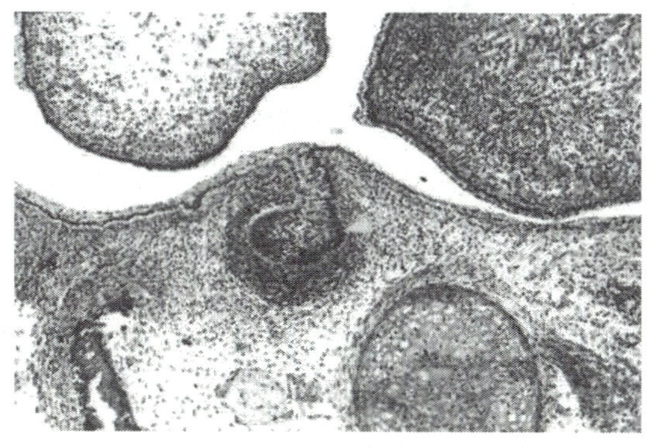

图 1-1　牙板及牙蕾的形成

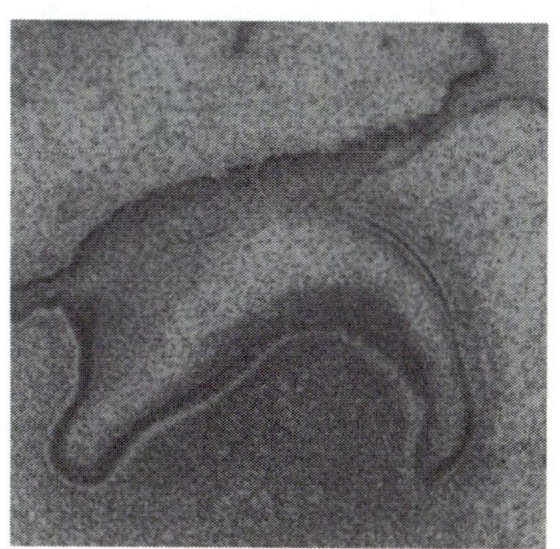

图 1-2　帽状期牙胚

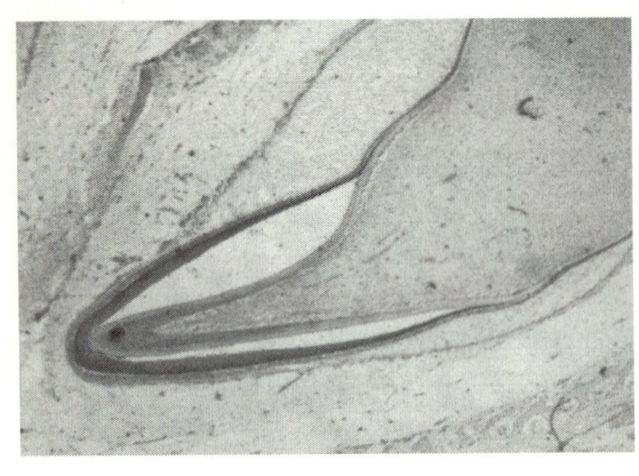

图 1-3 钟状期牙胚

3. 钟状期成釉器 HE 染色(图 1-3) 肉眼或放大镜观察，唇、舌、下颌骨及钟状期牙胚形态。

镜下观察：

(1) 低倍镜(4 × 10)观察：牙板，成釉器，牙乳头，牙囊，早期形成的牙齿硬组织。

(2) 高倍镜(图 1-4)：

1) 成釉器：内釉上皮、中间层、星网状层、外釉上皮。

2) 牙乳头：细胞密集、纤维少、血管丰富。

3) 牙囊：环绕成釉器，内含丰富血管。

4) 牙板：为数列不规则上皮细胞形成的索状结构。

4. 釉基质形成期(HE 染色) 肉眼或放大镜观察辨认牙胚。

镜下低倍镜观察(图 1-5)：本片重点观察正在发育中的下列物质。

(1) 釉质基质(紫蓝色)连接成釉细胞的基底端。

(2) 牙本质(粉色)，以基底膜相隔连接釉基质。

(3) 前期牙本质(浅粉色)。

(4) 牙髓，由牙乳头发育而来，其周边细胞呈高柱状，即成牙本质细胞层，它正在分泌牙本质基质。

(5)牙囊：较厚、纤维变粗，靠近牙槽骨表面有成骨细胞。

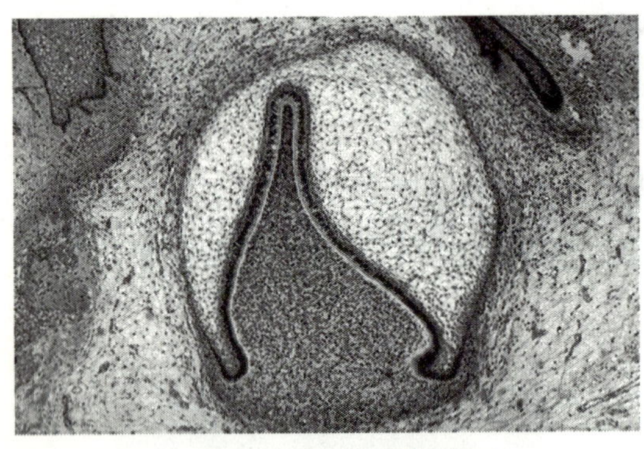

图 1-4 钟状期成釉器

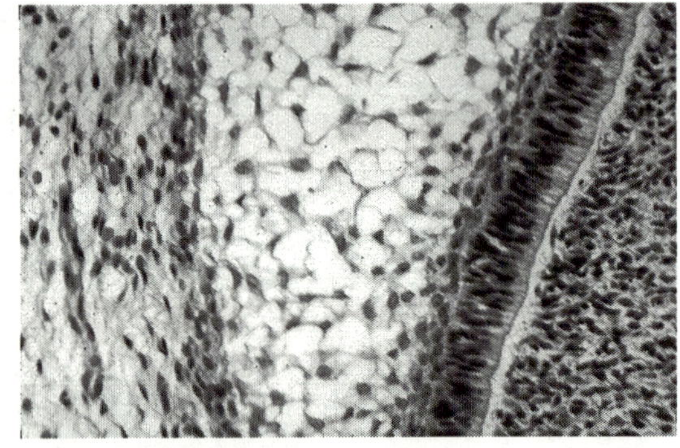

图 1-5 钟状期晚期

5. 恒牙胚与乳牙胚的关系

(1) 放大镜观察：大的牙胚为乳牙，小的牙胚为恒牙，两者并列同居一牙槽窝中。

(2) 显微镜观察

1) 乳牙胚：乳牙胚在牙槽窝内，与相对应的口腔上皮有一段距离，其突出特点是：釉基质冠端断离缺失，请解释缺失原因；牙本质基质已开始钙化；成釉器的冠端，内釉上皮、中间层、星网状层和外釉上皮被压缩为数列扁平上皮细胞，包绕在釉质和釉基质周围，称为缩余釉上皮。

2) 恒牙胚，位于乳牙舌侧。观察其结构并判断其发育期；上皮珠：自口腔黏膜延续于恒牙胚的冠端，呈串珠样的上皮团，较大的团块中央角化染成红色。

3) 乳牙萌出(出生后 8 个月，下中切牙)。①放大镜：乳牙突破了口腔黏膜，牙尖萌出，恒牙胚在乳牙的舌侧。②显微镜：乳牙釉质已钙化，因制片脱钙而丢失。牙根正在形成，尚可见上皮隔。牙槽窝正在形成，在其内侧壁可见成层排列的成骨细胞。恒牙胚在乳牙的舌侧，乳、恒牙之间有新形成的牙槽骨相隔。

4) 乳恒牙替换，下颌中切牙唇舌断面：观察恒牙在萌出过程中与乳牙位置关系的改变，注意乳牙牙根和牙槽骨吸收的现象。

【作业】

(1) 简绘钟状期成釉器。

(2) 上皮根鞘的形成及牙板归宿。

(3) 以下颌第一恒磨牙为例，简述牙齿的发育过程。

(4) 牙齿萌出与内、外环境的关系如何？

(5) 牙齿萌出后，为儿童提供哪些有利因素，才能获得牙列整齐的恒牙？

实验二　牙　釉　质

【目的和要求】

(1) 掌握釉质(enamel)组织结构，釉柱排列方向及釉质的理化特征。

(2) 熟悉釉质中有机物集中处即生长线、釉板、釉丛、釉梭的组织学特征及成因。

(3) 了解釉柱超微结构特征及釉质的代谢。

(4) 了解牙体磨片及石蜡包埋牙体组织切片的制作方法。

【实验内容】

(1) 教师介绍牙体磨片及石蜡包埋牙体组织切片的制作方法。

(2) 观察牙釉质图谱。

(3) 观看教学幻灯片或教学录像。

(4) 光镜下观察前牙纵磨片，后牙纵磨片，牙冠横断磨片。

【实验用品】

显微镜、前牙纵磨片、后牙纵磨片、牙冠横断磨片、牙体组织图谱、教学幻灯片或VCD。

【牙体磨片的制作方法】

1. 所需器具及试剂　大磁盘两个、水杯两个、粗磨石16块、细磨石16块、显微镜16台、牙科钻一台、持针器一个、砂片(直经1.5cm)若干、经过清洗的载玻片、盖玻片，切割好的牙片以及梯度脱水乙醇、二甲苯、光学树脂等。

2. 操作步骤

(1) 首先将用10%甲醛固定好的离体牙，用装在牙科钻钻头上的砂片切割为片状，称之为牙片，每片厚度约0.3mm(由技术员置备)。

(2) 用手指将牙片按在粗磨石上，来回磨动，边磨边加水，直至磨至约0.1mm厚时为止。

(3) 将牙片移到细磨石上，细心地继续磨，切防折损，边磨边在光镜下观察，直到厚光镜下能清晰地观察到牙片中的微细结构为止。

(4) 用自来水将牙片冲洗洁净(镜检)。

(5) 加入95%乙醇脱水后干燥。

(6) 加入二甲苯透明。

(7) 用光学树脂封固加盖玻片。

制成的磨片可永久保存，供教学使用。

【石蜡包埋牙体组织切片的制作】

1. 目的要求　通过实习了解此方法的制作过程，学会苏木精、伊红染色法。教学用的切片制作，通常为苏木精、伊红染色法，一般用10%甲醛溶液固定新鲜组织，其脱钙剂的选择以及包埋方法的采用，则因设备、技术的不同有异，以下只介绍我实验室应用的方法。

2. 操作步骤

(1) 标本固定：将得到的新鲜牙齿，立即放入10%甲醛溶液中，固定数月。

(2) 分切与脱钙：将选好的固定后牙齿，可以切割出一个包埋面，然后放入脱钙液内，牙标本与脱钙液之比一般为7∶30。脱钙液最好每天更换一次，持续脱改7天左右，牙标本变得柔软、富有弹性时，即完成脱钙步骤。

(3) 流水冲洗 48 小时或更长些。

(4) 梯度脱水：用 30%、50%、70%、80%、90%、95%乙醇、正丁醇与 95%乙醇等两混合液，再用正丁醇脱水，每级停留 1~2 天或自行调整。

(5) 浸蜡：宜用低熔点 52~54℃的包埋石蜡，浸蜡 4 小时或更长时间。

(6) 石蜡包埋：将熔蜡倒入自制的长方形纸盒中，然后将浸蜡牙，切面向下放入包埋液中。最好将牙齿放在长方形包埋盒的对角线上。待蜡稍冷却即移入凉水盆中，以促其迅速并均匀地凝固。

(7) 石蜡切片：使用自动切片机切片，切片厚度为 6μm 或 7μm。

(8) 展切片：将切片放出稍低于蜡熔点温度的水槽中，使蜡切片展平而不溶，将其贴附在载玻片上，放入温度接近蜡熔点的烤箱中 5~10 小时或自定时间。

(9) 染牙切片步骤：①二甲苯脱蜡；②梯度乙醇水化；③苏木精、伊红染色；④梯度乙醇脱水；⑤二甲苯透明；⑥光学树脂封固。

3. 脱钙液配制　生理盐水 70ml，甲酸 20ml，盐酸 10ml。

4.脱净钙的检测法　将最后一次用过的脱钙液，取出 5ml 放入纯净的试管中，滴入浓氨水使其中和，再加入 4%草酸铵溶液 1ml，静置约 1 小时，若无沉淀物出现，即表示脱钙完全。脱钙的时间长短，是由温度，液量多少、脱钙液更新频率、组织块大小、摇动容器与否以及标本的钙化程度的高低等因素所决定。

5. 正丁醇的特性　正丁醇微溶于水，故脱水能力较弱，但能与水、乙醇和石蜡溶合，所以用它脱水的组织块可直接浸蜡包埋。正丁醇脱水兼透明的优点是：基本上不引起组织块收缩和变脆，避免了无水乙醇和二甲苯易使组织收缩变脆的缺点。但美中不足的是其售价较高。

【实验用品】

显微镜、前牙纵磨片、后牙纵磨片、牙冠横磨片、牙体组织图谱、教学幻灯片或 VCD。

【方法和步骤】

(1) 首先用肉眼或放大镜观察牙磨片的整体形态，注意牙釉质的外形、分布及厚度变化。

(2) 前牙及后牙纵磨片(图 2-1)镜下表现(光线适当调暗)。

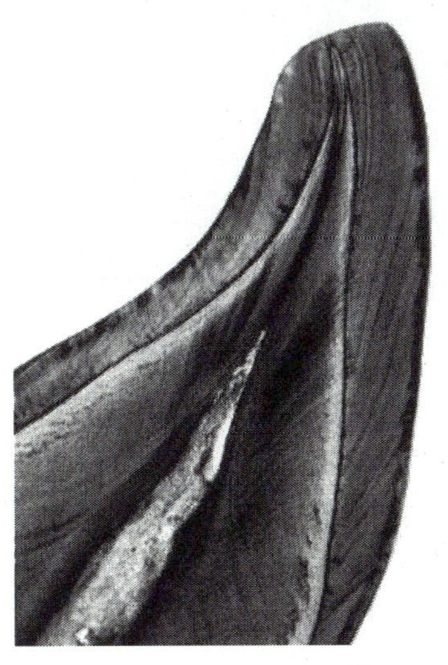
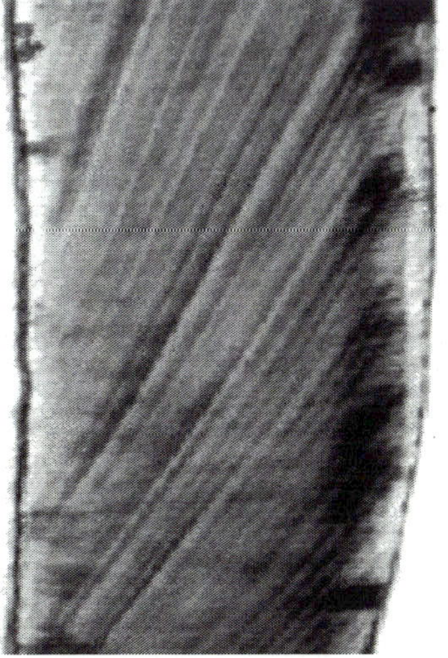

图 2-1　牙纵磨片

1) 首先辨认釉柱及釉柱横纹。

2) 观察釉柱排列方向，注意釉柱在牙尖或切缘、牙颈部及窝沟排列有何不同。

3) 在牙尖或切缘寻找直釉柱或绞釉柱。

4) 寻找釉板，注意形态及类型。

5) 寻找釉梭、釉丛注意形态、位置及分布。

6) 观察釉质生长线及釉牙本质界，后者在磨片上为小弧形相连的线。

(3) 牙冠横磨片镜下表现(图 2-2)。

1) 要观察到釉牙本质界、釉丛、釉板、釉梭(有或无)、釉柱、釉质生长线。

2) 结合纵磨片所见进一步思考釉质中各种结构组织学的立体形象。

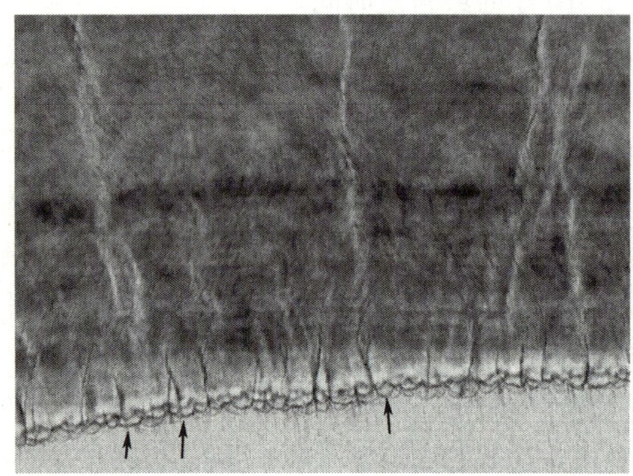
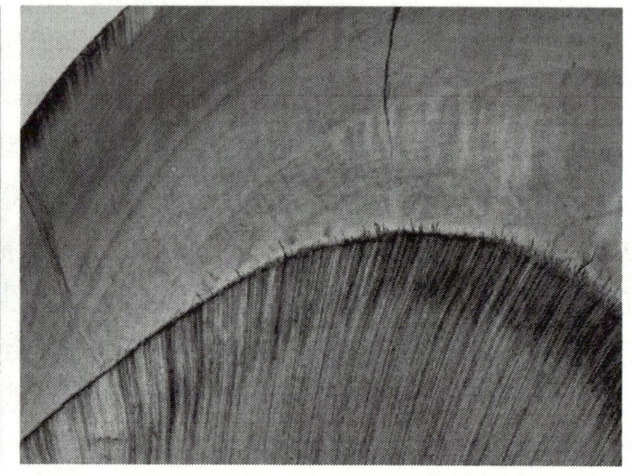

图 2-2 牙横磨片

3) 示教(图 2-3)：①施雷格线；②绞釉、直釉及其横纹；③鱼鳞状的釉柱横断面。

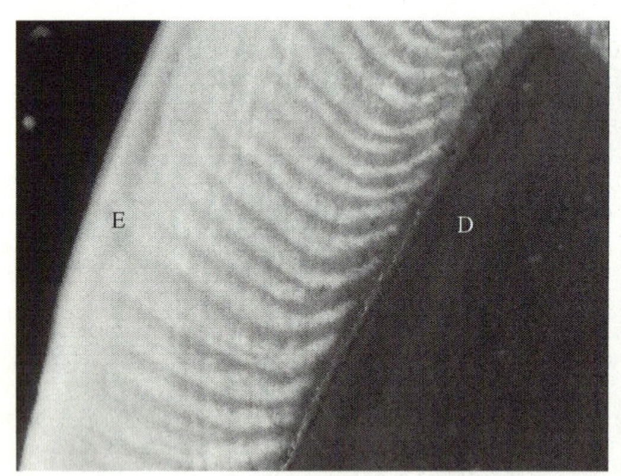

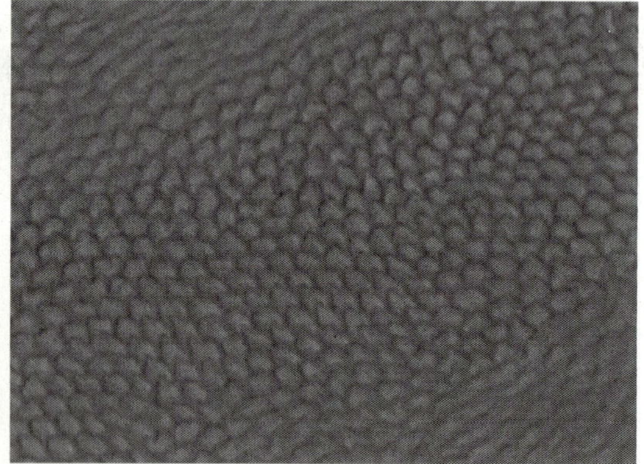

图 2-3 施雷格线和釉柱横断面

E. 牙釉抽；D. 牙本质

【作业】

(1) 绘制牙釉质纵磨片结构图。要求画出釉柱、釉柱横纹、直釉、绞釉、生长线、釉板、釉梭、釉质牙本质界等结构。

(2) 绘制牙釉质横断面高倍镜下图。要求画出釉板、釉丛、生长线、直釉、绞釉、釉柱横断面等结构。

【思考题】

(1) 解释概念：施雷格线、无釉柱釉质、釉质生长线(retzius line)、新生线、釉板、釉丛、釉质牙本质界、釉小皮、釉面横纹等。

(2) 釉质的理化特性如何?

(3) 釉柱的形态、走行方向及其意义。

(4) 釉质中有机物含量较多的区域有哪些，各有什么形态特点?

(5) 与釉质生长周期性相关的结构有哪些?

(6) 与釉柱排列方向相关的结构有哪些?

【实验报告和评定】

(1) 绘牙釉质纵磨片结构模式图。

(2) 绘制牙釉质横断面高倍镜下图。

实验三　牙本质、牙骨质、牙髓

【目的和要求】

(1) 掌握牙本质(dentin)的组织结构及理化特性和牙本质小管的形态、走行方向及牙本质细胞突起的分布；熟悉牙本质中钙化程度不同的各种组织学现象及牙本质的反应性变化；了解牙本质内的神经分布。

(2) 掌握牙髓(pulp)的组织结构；熟悉牙髓的增龄性变化及牙髓的功能；了解牙髓的生物学特性。

(3) 掌握牙骨质(cementum)的组织结构及理化特性，掌握牙骨质的分类及功能，熟悉牙骨质的生物学特性。

【实验内容】

(1) 观察牙本质、牙骨质、牙髓组织学图谱。

(2) 观看幻灯片或 VCD。

(3) 在普通光镜下观察前牙纵磨片、后牙纵磨片、牙冠横磨片。

(4) 观察脱钙牙切片、牙髓 HE 切片。

【实验用品】

显微镜、前牙纵磨片、后牙纵磨片、牙冠横磨片、脱钙牙切片、牙髓 HE 切片、牙体组织图谱、幻灯片及 VCD。

【方法和步骤】

1. 肉眼或放大镜观察

(1) 牙本质在牙体中的分布、形态、色泽及厚度。

(2) 牙骨质的分布，并与牙釉质、牙本质的厚度加以比较。

(3) 髓室、髓角、根管及根尖孔的形态。

2. 镜下观察

牙本质(图 3-1)：球间牙本质，常见于牙冠部，很可能看不到托姆斯粒层，你能解释这种现象吗？脱钙牙切片：在观察磨片的基础上，辨认学过的组织结构。

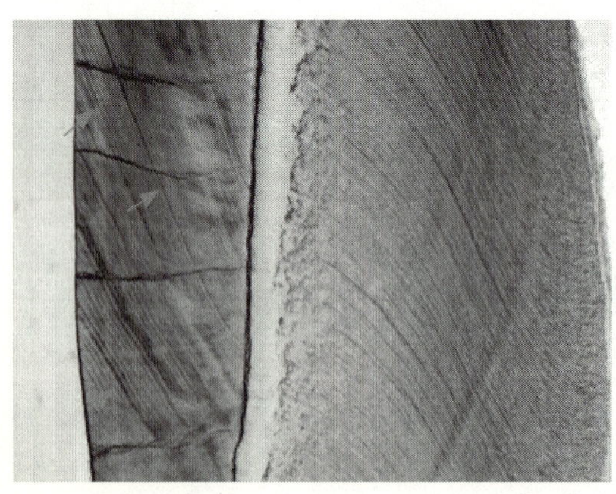
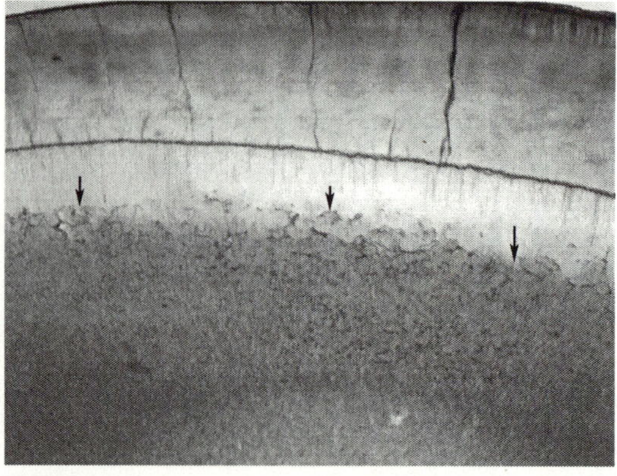

图 3-1　牙纵磨片

(1) 从低倍镜下观察牙本质小管的形态走行方向，沿途及末梢分支情况；球间牙本质的形态及分布(多见于冠端，靠近釉牙本质界)；辨认原发牙本质、继发牙本质、前期牙本质，以及修复性牙本质、透明牙本质和牙本质死区；见于根部牙本质透明层内侧，为一颗粒状的未钙化层；牙本质小管、管周牙本质及管间牙本质。此结构在多数纵磨片，根端靠近中央区即可见到小管的横断面，用高倍镜观察时要边看边微调，方能看到较清楚的结构(图 3-2)。

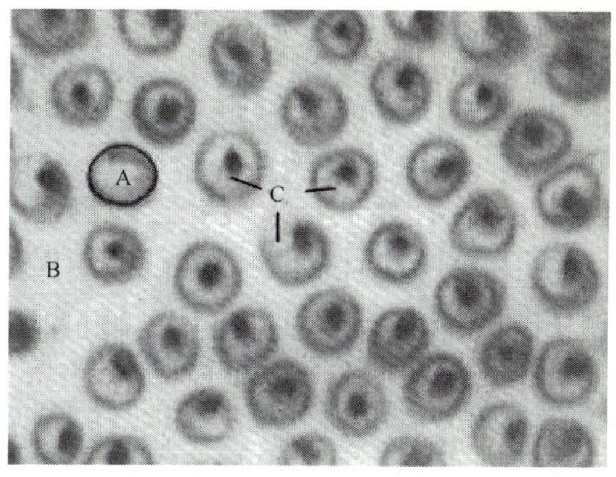

图 3-2　修复性牙本质、管周牙本质、管间牙本质

A. 牙本质小管；B. 管间牙本质；C. 管周牙本质

(2) 牙骨质位于牙根部牙本质的外表面，呈层板状结构。辨认穿通纤维，及其与牙骨质层板状结构的关系(明确穿通纤维的来源及存在价值)；在根尖部观察牙骨质陷窝、小管和其形态、分布情况；观察细胞性牙骨质和无细胞牙骨质的分布的一般规律；　观察牙颈部牙骨质与牙釉质的连接(图 3-3)。

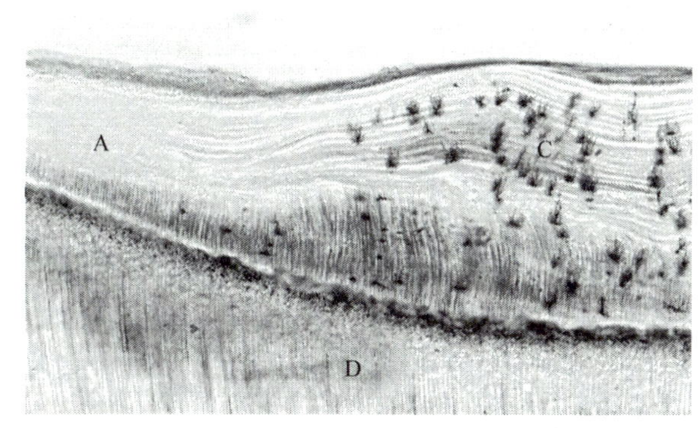

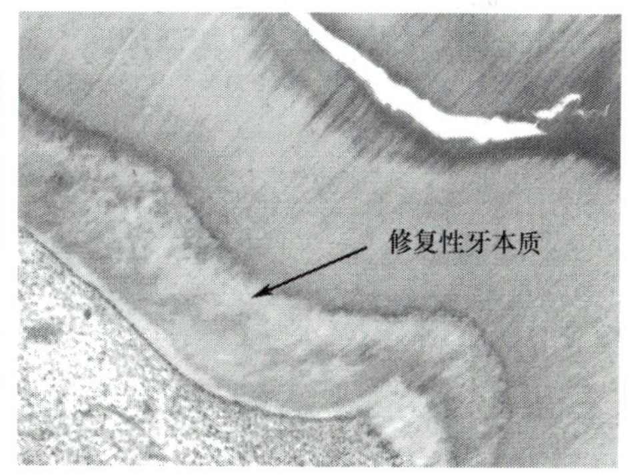

图 3-3　牙骨质

A. 无细胞性牙骨质；C. 细胞性牙骨质；D. 牙本质

(3) 牙髓组织(图 3-4)：从牙髓室壁开始，观察牙髓由外向内的分层结构。①成牙本质细胞层(单层柱状)；②无细胞层，又称 Weil 层，在髓角处技巧较明显，易分辨；③多细胞层，细胞密集，呈星形或梭形(是什么细胞？)；④髓核；另外观察牙髓内纤维的分布、神经、血管的特点及分布情况。进一步观察成牙本质细胞在牙髓的各个部位(髓室、根管及近根尖部)形态的变化(高柱状到立方形到扁平状)(图 3-4)。

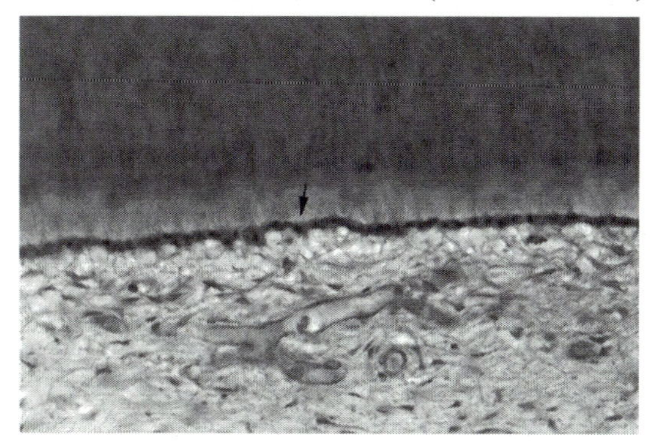

图 3-4　牙髓组织

3. 示教　修复性牙本质、死区、透明牙本质、牙本质生长线。有条件可示教老年人牙髓切片、中年人牙髓切片、儿童牙髓切片，并比较不同年龄的牙髓组织结构有何不同。

【作业】

(1) 绘制纵磨片低倍镜下图。要求画出牙本质小管及其走行方向特点，球间牙本质、继发性牙本质、修复性牙本质等结构；画出细胞性牙骨质、无细胞性牙骨质、牙骨质险窝及等结构；在髓腔内示意画出前期牙本质、成牙本质细胞突起、牙髓细胞及其分布、牙髓的血管和神经等。

(2) 简绘牙本质横断面中管周牙本质、管间牙本质、牙本质小管等。

【思考题】

(1) 解释下列名词：冯 · 埃布纳线(von Ebner line)、欧文线(Owen line)、球间牙本质、前期牙本质、修复性牙本质、继发性牙本质、管周牙本质、管间牙本质、罩牙本质、透明牙本质、牙本质透明层、托姆斯粒层、死区。

(2) 简述牙本质的理化特性。

(3) 简述牙髓的组织学分层。

(4) 简述牙髓神经分布特点及临床意义。

(5) 牙髓中有哪些细胞?

(6) 简述牙骨质中细胞性牙骨质、无细胞性牙骨质的分布情况。

(7) 釉质牙骨质界有哪几种连接方式?

实验四 牙周组织

【目的和要求】

(1) 掌握牙龈的组织结构；熟悉结合上皮与牙面的关系，熟悉牙龈纤维束的排列及走行方向和作用；了解牙龈的表面解剖及生物学特性。

(2) 掌握牙周膜的结构特点及功能；熟悉上皮剩余的来源，分布及形态特征，熟悉牙周膜中各种细胞的形态及分布。

(3) 掌握牙槽骨的组织结构及固有牙槽骨，了解牙槽骨的生物学特性。

【实验内容】

(1) 观察牙周组织图谱。

(2) 观看幻灯片及教学 VCD。

(3) 观察前牙唇舌向断面牙体牙周组织联合脱钙切片。

(4) 观察磨牙近远中向断面牙体牙周组织联合脱钙切片。

【实验用品】

显微镜、牙体及牙周组织联合切片、牙周组织图谱、幻灯片及教学 VCD。

【方法和步骤】

1. 用肉眼或放大镜观察牙龈组织

(1) 牙体、牙龈、牙龈沟、牙周膜及牙槽骨的位置关系。

(2) 牙周膜的位置及厚度。

(3) 牙槽骨的分布及轮廓，骨密质与骨松质的分布。

2. 牙龈组织结构观察 首先寻找龈沟的位置，然后确定牙龈的表面上皮、龈沟内上皮和结合上皮的位置(图 4-1 左)。

观察牙龈的表面上皮、上皮的结构(注意两者间的区别)。

观察结合上皮的形态，有无角化层？有无上皮钉？属于何种上皮？

牙龈组织固有层为致密结缔组织，其中的胶原纤维呈束状，交织排列，根据排列方向的规律性可分为以下五组：龈牙组、牙槽龈组、环行组(难以分辨)、牙骨膜组(图 4-1 右)。

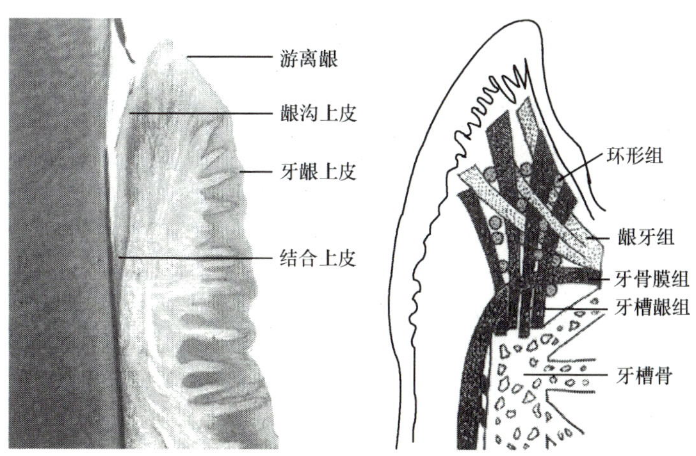

图 4-1 牙龈组织结构

3. 牙周膜组织结构观察(图 4-2)　观察牙周膜的整体结构之后，辨认牙周上皮剩余，近牙颈部较易见。

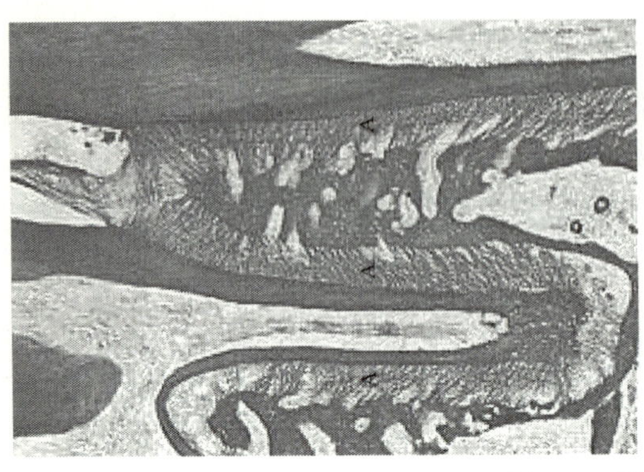
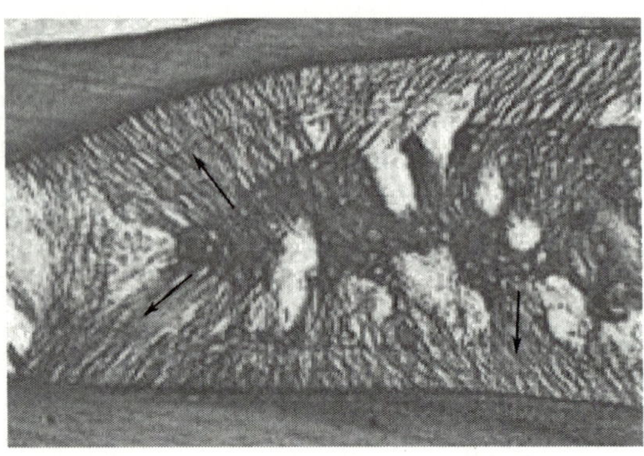

图 4-2　牙周膜组织结构

A. 牙周膜

自牙周膜中辨认以下主纤维束：牙槽嵴组、水平组、斜形组、根尖组。然后寻找主纤维束之间的间隙组织，为疏松的间质，其中有血管、神经。

观察儿童磨牙颊舌向切片：此时牙冠正在萌出，牙根也在形成，相应地牙槽骨也处于建造阶段，在牙槽嵴和牙槽窝的底部均见成骨细胞、成层排列。在牙根周围可见成层的成牙骨质细胞。前者胞体较大，后者较小需用高倍镜辨认。

4. 牙槽骨

(1) 固有牙槽骨：束状骨、哈弗系统和间骨板。

(2) 密质骨：平行骨板、哈弗系统和间骨板。

(3) 松质骨、骨小梁、骨髓腔(内有红骨髓或黄骨髓)

5. 示教　结合上皮、束状骨示教。

【作业】

绘制牙周组织镜下组织结构综合示意图。要求：标出牙龈各部分上皮、牙龈固有层纤维。

龈牙组、环行组、牙骨膜组、牙槽龈组；标出牙周膜纤维中的牙槽嵴组、水平组、斜形组、根尖组；标出固有牙槽骨。

【思考题】

(1) 解释下列名词：游离龈、龈沟、附着龈、游离龈沟、点彩、龈谷、结合上皮、主纤维、间隙纤维、穿通纤维(沙比纤维)、Malassez 上皮剩余、牙骨质小体、固有牙槽骨(筛状板、硬骨板)。

(2) 牙龈组织内有哪几组纤维束？名称及功能如何？

(3) 牙周膜中哪几组纤维束？名称及功能如何？

(4) 结合上皮的形态特点及其与牙面结合的方式有那些？有何临床意义？

(5) 牙周膜中有哪几种细胞，各自有何形态和功能？

(6) 龈谷所在部位及有哪些意义？

实验五　口腔黏膜、涎腺

【目的和要求】

(1) 掌握口腔黏膜(oral mucous membrane)的一般组织结构及口唇、舌背黏膜的结构特征(比较口腔黏膜与皮肤结构有何异同)。熟悉腭、颊、口底黏膜的组织学特征(比较被覆黏膜与咀嚼黏膜有何异同)。

(2) 掌握三对大涎腺(salivary glands)的结构特征及导管开口部位，掌握涎腺的一般组织结构；熟悉各种小涎腺的分布及其性质；了解涎腺的功能。

【实验内容】

(1) 观察口腔黏膜和涎腺的组织学图谱。

(2) 观看口腔黏膜和涎腺的组织学结构幻灯片及教学 VCD。

(3) 在光镜下观察唇、舌、腭等口腔黏膜切片。

(4) 在光镜下观察腮腺、颌下腺、舌下腺切片

【实验用品】

显微镜、口腔黏膜及涎腺组织切片、口腔黏膜及涎腺组织图谱及教学 VCD。

【方法和步骤】

口腔黏膜是指覆盖于口腔表面，向前借唇红与唇部皮肤相连，向后与咽部黏膜相延续。涎腺的导管开口于口腔黏膜，分泌的唾液使口腔黏膜保持湿润。口腔黏膜的形态结构依所在部位及功能特点的不同而有所不同。硬腭和牙龈黏膜在咀嚼过程中经常受摩擦，故有角化层；舌背黏膜与味觉感受和咀嚼有关，形成特殊的结构味蕾及乳头；其他部位黏膜主要起被覆作用，结构疏松，无角化。

口腔黏膜组织学结构由上皮层、固有层和黏膜下层组成。

(一) 上皮层

口腔黏膜上皮属于复层鳞状上皮，分为角化上皮和非角化上皮，组织性结构分别如下。

1. 角化上皮　由表层到深层依次为角化层、颗粒层、棘层、基底层(图 5-1)。

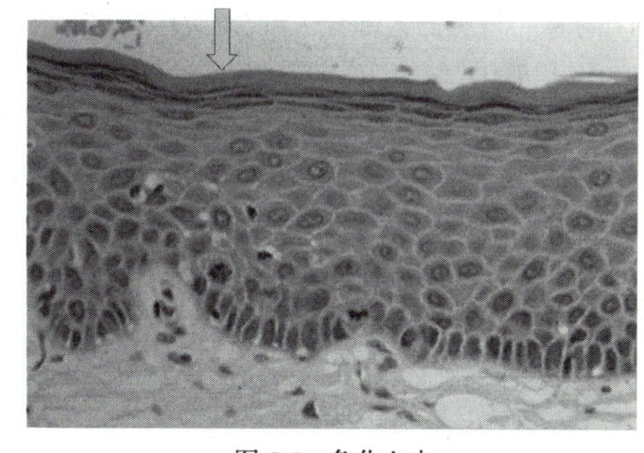

图 5-1　角化上皮

(1) 角化层：是最浅表的一层，由角化和不全角化的扁平细胞构成。①正角化，细胞中的细胞器和细胞核消失，胞质内充满角质蛋白，HE 染色下为均质嗜酸性物质；②不全角化，细胞仍然有残存的细胞核。

(2) 颗粒层：位于角化层的深面，由 2 ~ 3 层扁平细胞组成。①胞质内含嗜碱性透明角质颗粒；②染色深；③胞核浓缩。

(3) 棘层：位于粒层的深部。细胞体积大，多边形，细胞间桥明显，是上皮中层次最多的细胞，且此层细胞内蛋白质合成最活跃。细胞间桥：胞质伸出许多小的棘刺状突起，与相邻的细胞相接，此突起为细胞间桥。电镜下细胞间桥的突起相接处为桥粒。

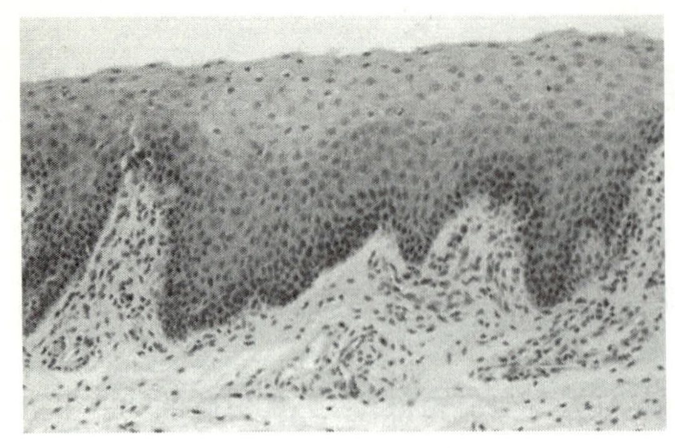

图 5-2　非角化上皮

(4) 基底层：位于上皮的最深面，是一层立方形或矮柱状细胞。光镜下胞核圆形，染色深。

2. 非角化上皮有表层到深层次序　表层、中间层、棘层、基底层(图 5-2)。

3. 非角质形成细胞　非角质形成细胞不参与上皮细胞的增生和分化，不含桥粒和张力细丝。在普通切片下，胞质不着色，所以也称透明细胞。

(1) 黑色素细胞：位于口腔黏膜上皮的基底层，光镜下胞质透明，胞核圆形或卵圆形，胞质内含黑色素颗粒，且可经细胞突起排出，再进入邻近的角质形成细胞内。无张力细丝和桥粒，内质网和高尔基体发达。在牙龈、硬腭、颊黏膜、舌可见到。

(2) 朗格汉斯细胞：位于口腔黏膜的深部，主要位于棘层，也可见于基底层。电镜下可看到棒状或球拍状的朗格汉斯颗粒。功能：是一种抗原呈递细胞，与黏膜的免疫功能有关。

(3) 梅克尔细胞：分布于基底细胞层内。功能：起触觉受体的作用。

(二) 固有层

固有层是致密结缔组织，对上皮细胞的分化具有调控作用，内有纤维、细胞和基质。

(三) 黏膜下层

黏膜下层为疏松结缔组织，内含腺体、血管、神经、脂肪组织。主要分布在被覆黏膜，而在牙龈、硬腭的大部分区域及舌背无黏膜下层。黏膜下层可为固有层提供营养及支持。

1. 口唇(图 5-3)

(1) 在低倍镜下区分唇红部、唇黏膜及唇皮肤部。

(2) 观察唇黏膜部：上皮和固有层各有何组织学特征？唇红黏膜属于何种类型？唇黏膜下层的腺体性质？

(3) 观察唇红部：上皮为复层鳞状上皮，表面为不全角化，结缔组织乳头狭长伸入上皮内，其中有丰富的毛细血管。

(4) 观察唇皮肤部：具有皮肤的结构特点。

2. 舌黏膜

(1) 舌体前部：首先辨认丝状乳头、菌状乳头，然后观察其结构。

(2) 舌体后部：首先寻找轮廓乳头，观察其特殊结构。

(3) 舌侧缘后部：此片下可见退化的叶状乳头。

3. 软腭黏膜　上皮无角化层，固有层中乳头少且短，黏膜下层含大量黏液腺。

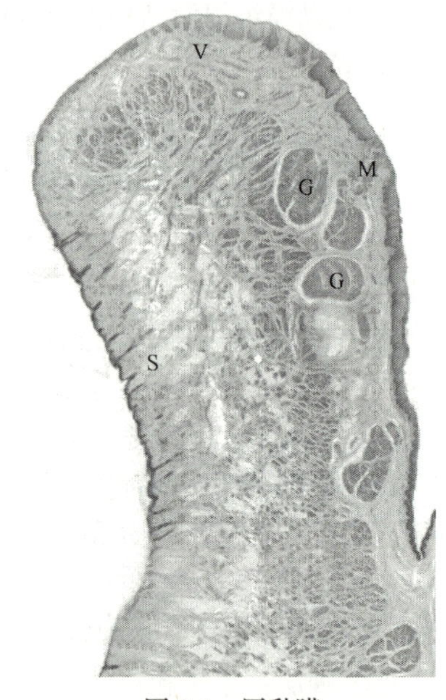

图 5-3　唇黏膜

V. 唇红；M. 黏膜；S. 皮肤；G. 肌肉

4. 颊黏膜　与牙龈黏膜对比，观察上皮、固有层、黏膜下层的结构。

5. 腮腺(图 5-4)

(1) 低倍镜观察腺小叶轮廓，腺泡和导管的分布。

(2) 高倍镜观察腺泡的结构、形态特点，腺泡细胞的形态，胞质内有无分泌颗粒，闰管、分泌管及小叶间排泄管的组织结构。

6. 颌下涎(图 5-5)

(1) 低倍镜观察腺小叶轮廓，腺泡和导管的分布。

(2) 高倍镜观察腺泡、导管的结构，注意腺泡的种类，混合性腺泡主要由何种腺泡细胞构成，半月板由何种腺泡细胞构成，半月板的形态特点及位置。

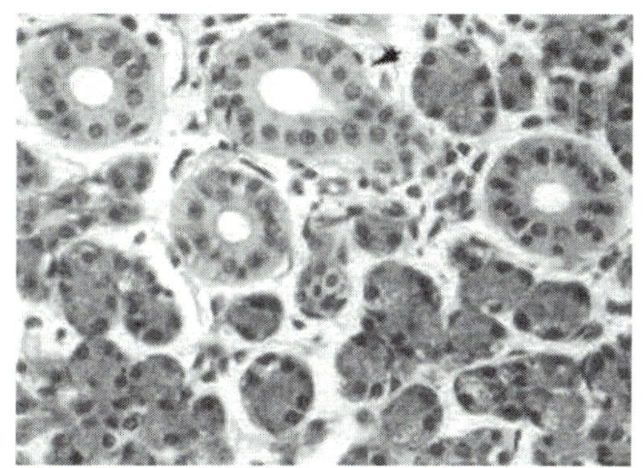

图 5-4　腮腺

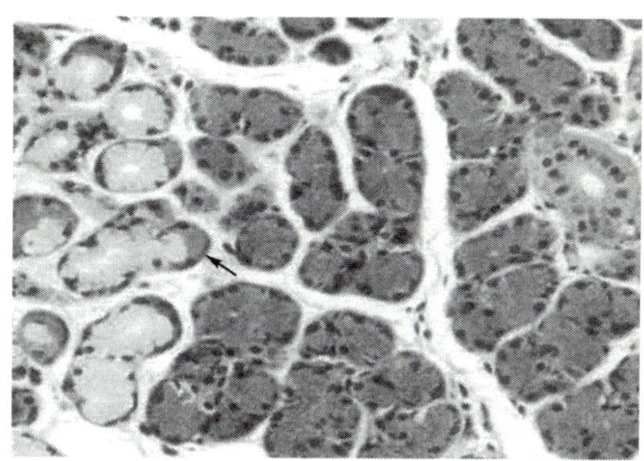

图 5-5　颌下腺

7. 舌下腺(图 5-6)

(1) 低倍镜观察腺小叶轮廓，腺泡和导管的分布。

(2) 高倍镜观察腺泡、导管的结构，注意观察与颌下腺及腮腺的区别。

观察以上三张切片时，要特别重视首先用低倍镜观察整体情况，找到结构典型的部位，换高倍镜观察：①腺泡，根据腺泡的着色性质分辨腺泡类型；②导管，根据其结构特点及分布状况逐一进行分析比较；③间质，注意脂肪细胞群和淋巴组织的显现情况。

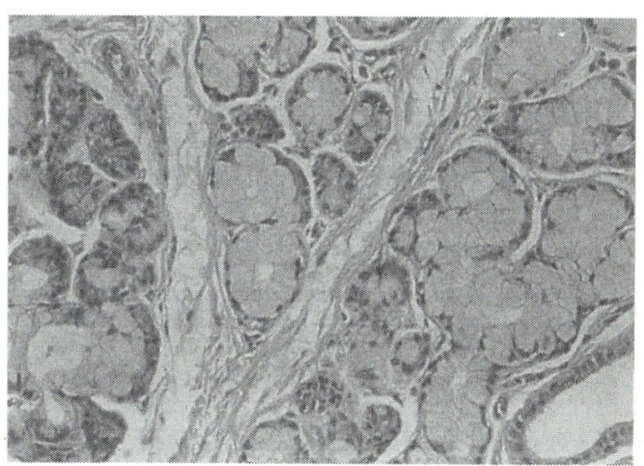

图 5-6　舌下腺

根据镜下观察完成表 5-1、表 5-2。

表 5-1　小涎腺的分布及特征比较

内容	所在部位	腺泡类型	其他
唇腺			
颊腺			
磨牙后腺			

续表

内容		所在部位	腺泡类型	其他
腭腺	硬腭			
	软腭			
	悬雍垂			
舌腺	前腺			
	后腺			
	味腺			

表 5-2　三对大唾液腺结构比较

内容		腮腺	颌下腺	舌下腺
腺泡类型				
导管	润管			
	分泌管			
	排泄管			
间质	淋巴细胞			
	脂肪细胞			
被膜				

【作业】

(1) 绘制唇黏膜或腭黏膜高倍镜下图。要求画出上皮的各层次及细胞形态；基底膜；固有层的细胞、纤维和血管；黏膜下层的小腺体等。

(2) 绘制颌下腺高倍镜下图。要求画出腺泡，注意腺泡的种类、半月板的组成；小叶内、小叶间导管的结构。

【思考题】

(1) 解释口腔黏膜。

(2) 口腔黏膜有哪几类？各有何特点？

(3) 轮廓乳头环沟上皮下的味腺属于何种类型的腺体？其生理功能如何？

(4) 舌黏膜上有哪些味蕾？各有什么特点？

实验六　龋　　病

【目的和要求】

(1) 掌握牙釉质龋的临床表现及早期釉质龋的病理学变化，熟悉龋病(dental caries)的分类及釉质龋的病变进展过程，并了解釉质龋的超微结构变化。

(2) 掌握牙本质龋的临床表现及病理学变化，并了解和掌握牙本质龋的病变进展过程及病理学分层。

【实验用品】

显微镜、早期釉质龋磨片、牙本质龋磨片和切片、龋病学模型、教学 VCD。

【实验内容】

(1) 观察各种龋病模型并观看教学 VCD，注意以下问题：龋齿的好发部位，窝沟、邻面及颈部；釉质早期龋呈白垩色或棕黄色，牙齿表面没有缺损；牙本质龋呈黄色或棕黄色，有深浅不等的龋洞形成。

(2) 在光镜下观察早期釉质龋磨片：呈顶向牙本质侧的三角形病损，由浅到深分为四层：相对完整的表层、病损体部、暗层、透明层。

(3) 在光镜下观察牙本质龋磨片，由浅到深分为四层：坏死崩解层、细菌侵入层、硬化层、透明层。

【方法和步骤】

1. 早期平滑面龋纵磨片(图 6-1)　放大镜观察平滑面龋的轮廓(多呈底向外，尖向内的三角形)。镜下观察其病理变化。

(1) 表层：相对完好，无明显破坏。

(2) 病损体部：位于表层下方，生长线、柱间质和横纹明显，背景透明。

(3) 暗层：位于病损体部深层，釉柱结构消失或模糊不清，呈灰黑色或暗黄色。

(4) 透明层：位于混浊层与正常结构之间，透明层发亮，一般釉柱结构不清，约为 50%的标本可见此层。

2. 早期窝沟龋纵磨片

(1) 放大镜观察窝沟龋发展的轮廓，窝沟龋周围的釉质和与窝沟相延续的釉板周围有色素沉着。

(2) 镜下观察

1) 釉柱横纹和釉质生长线明显，釉柱间质变宽；釉质中的混浊区呈无结构样。有的磨片见釉质透明层。

2) 窝沟龋下方的牙本质，有的有色素沉着，有的形成死区，有的见透明牙本质。相应的髓腔端有修复性牙本质形成。

3. 磨牙殆面牙本质龋切片(图 6-2)　由表及里分为以下四层。

(1) 腐败崩解层：病变的最外层，在制片过程中大部分脱落，仅残留少量无结构的腐败组织。

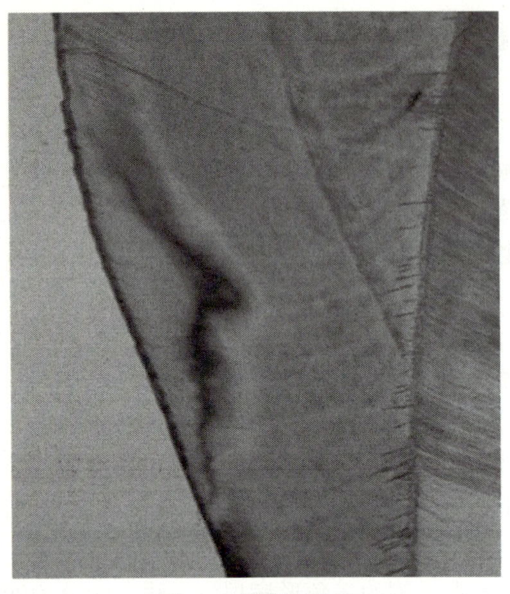

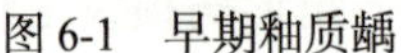

图 6-1　早期釉质龋

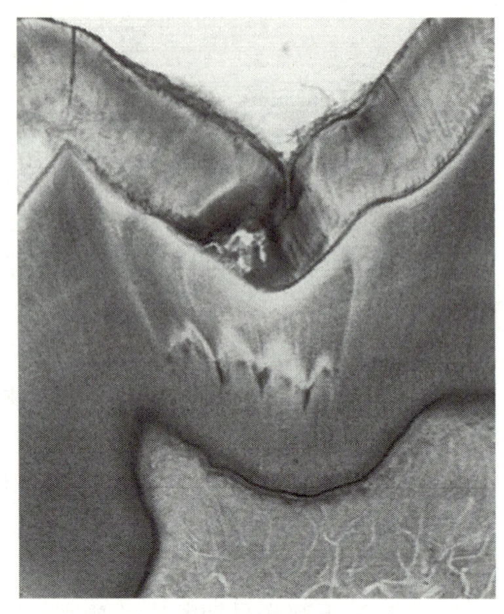

图 6-2　窝沟龋

(2) 细菌侵入层：牙本质小管内充满细菌，局部扩张，弯曲或呈串珠状。注意有无坏死灶和裂隙存在 (图 6-3)。

(3) 脱矿层：透明层表面，无细菌进入，脱矿；远端成牙本质细胞突起变性坏死，小管空虚，呈现黑色死区。

(4) 透明层(硬化层)：位于深部脂肪变性层表面，变性的牙本质小管内有矿物盐沉积，管腔被封闭，其折光率与周围基质相似，在透射光显微镜下呈透明状，故又称透明层。

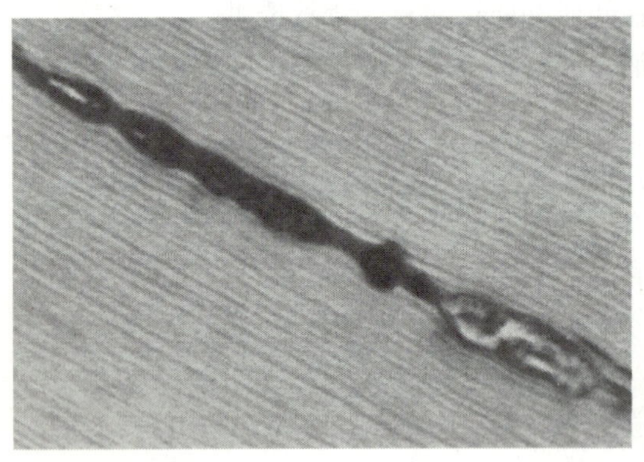

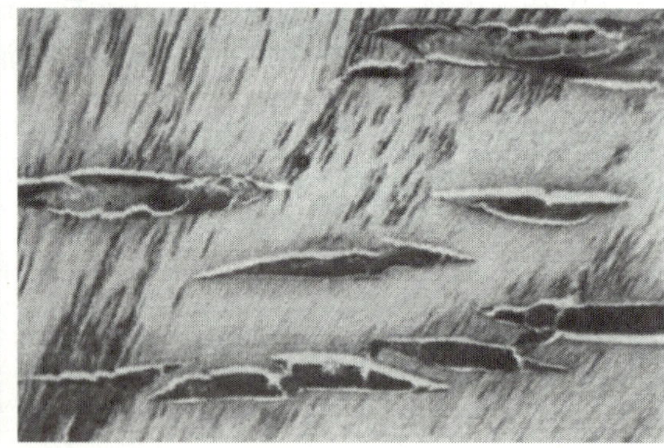

图 6-3　细菌侵入小管

【作业】

绘制早期釉质磨片和牙本质龋磨片在光镜下所见图。

【思考题】

(1) 解释牙菌斑、透明层、死区、修复性牙本质。

(2) 釉质龋的病变发展过程与镜下各层的关系。

(3) 牙本质龋的镜下分层和形成机制，其中透明层有何作用。

(4) 牙本质龋脱钙片上为什么只见两层？

(5) 牙本质龋和釉质龋的进展速度有何不同，为什么？

(6) 侵入牙本质小管的物质及微生物在顺序上有何特点？

(7) 牙釉质脱矿时最先在什么部位脱矿？

(8) 简述牙菌斑的结构及形成过程。

(9) 试简述龋病的病因。

实验七　牙髓病、根尖病

【目的和要求】

(1) 掌握各型牙髓炎的临床表现及病理学变化，熟悉各种类型的牙髓变性的病理变化；了解牙体吸收的相关内容。

(2) 掌握急慢性根尖周炎的临床表现及病理学变化。

【实验用品】

显微镜、牙髓炎和根尖周炎的切片、牙髓炎和根尖周炎的模型及图谱。

【实验内容】

(1) 观察牙髓炎和根尖周炎的模型及图谱。

(2) 观察各型牙髓炎和根尖周炎的切片。

【方法和步骤】

(一) 观察牙髓病切片

1. 可逆性牙髓炎　镜下见树枝状扩张的毛细血管，周围有大量的炎性细胞浸润，主要是中性粒细胞，有时毛细血管周围可见渗出的红细胞(图 7-1)。

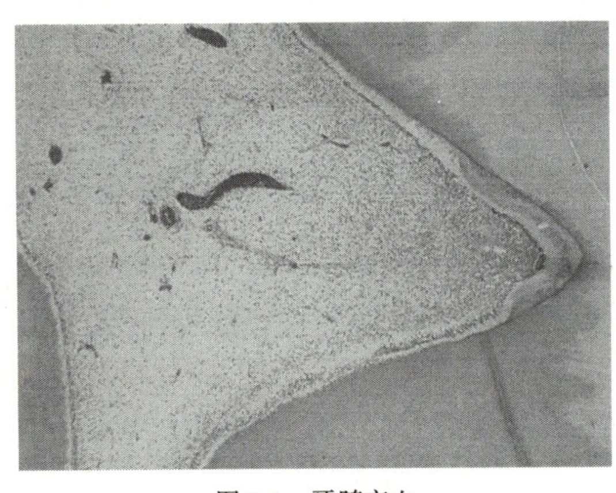

图 7-1　牙髓充血

2. 急性牙髓炎　在炎症部位有大量中性白细胞和少量浆细胞浸润，血管、淋巴管扩张，有时有微小化脓灶形成。

3. 慢性开放性牙髓炎　镜下见牙髓冠端有密集的炎细胞浸润，包括嗜中性白细胞、淋巴胞、浆细胞，血管扩张，根端成纤维细胞增生、纤维增多(图 7-2)。

4. 牙髓弥散性钙化　牙髓内有弥散性的钙质小体，有的相互融合成不规则的钙化团块，沿神经或纤维分布，变性的神经尚可辨认，血管扩张充血。

5. 髓石　牙髓细胞发生变性，坏死后成为钙化中心，钙盐沉积而成(图 7-3)。

6. 牙髓的空泡性变及网状萎缩

(1) 空泡性变：成牙本质细胞之间形成水疱，挤压邻近成牙本质细胞，形成稻草束。

(2) 网状萎缩：牙髓细胞减少，纤维增生形成网架，网架之间充满液体。

(二) 观察根尖周病切片

1. 慢性根尖脓肿　根尖一团软组织，内有密集的中性白细胞、坏死液化组织和细菌团块，周围为致密的纤维组织包绕；根尖部位的牙骨质、牙槽骨有部分凹坑状吸收，可见破骨细胞；病变部位的牙槽骨骨髓腔内和牙周膜内有慢性炎性细胞浸润(图 7-4)。

2. 根尖囊肿　镜下根尖囊肿由囊壁、衬里上皮和镶内容物组成；纤维缔结组织囊壁内有炎性细胞浸润，内衬复层鳞状上皮，由于被炎细胞破坏，大部分上皮已坏死脱落(图 7-5)。

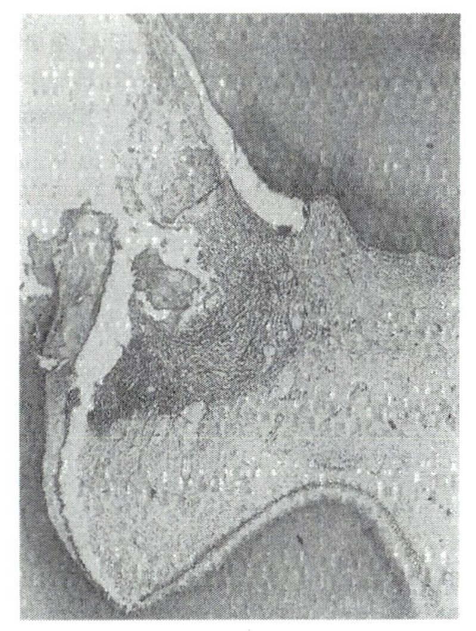
图 7-2 慢性开放性牙髓炎

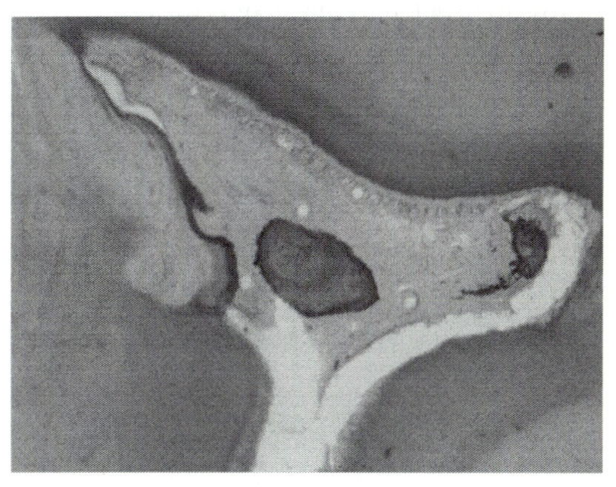
图 7-3 髓石

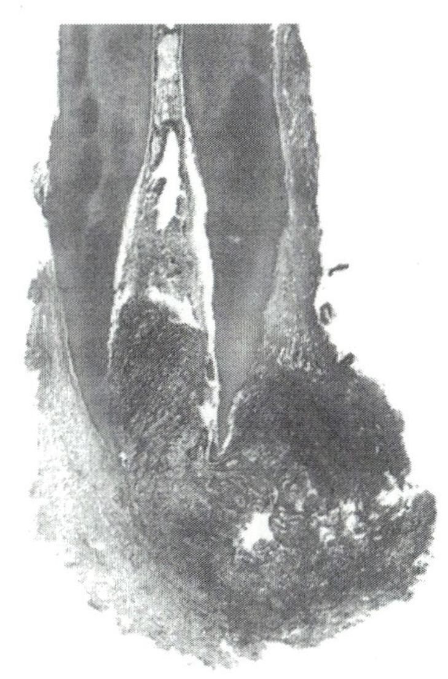
图 7-4 慢性根尖脓肿

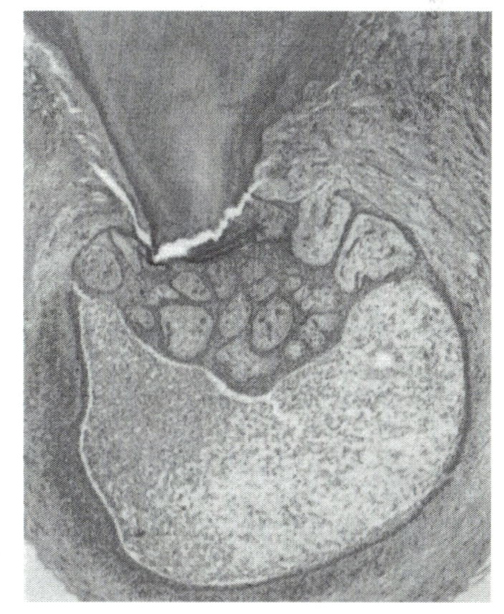
图 7-5 根尖囊肿

【作业】

绘制牙髓炎和根尖周炎的镜下图各一张。

【思考题】

(1) 简述牙髓炎的组织学分类。

(2) 简述慢性开放性溃疡性牙髓炎、慢性增生性牙髓炎的临床表现和病理变化。

(3) 慢性增生性牙髓炎的形成条件有哪些?

(4) 常见的牙髓变性又哪几种? 各有何特点?

(5) 与牙髓炎相比较，根尖周炎有哪些特点?

(6) 根尖周炎一般累及哪几种组织？
(7) 根尖周炎的组织学分类？根尖脓肿、根尖囊肿和根尖肉芽肿三者有何关系？
(8) 在镜下可见到根尖囊肿的哪些病理变化？
(9) 根尖脓肿的病理变化有哪些？
(10) 由龋病引起的牙髓炎和根尖周病炎的发展变化如何？

实验八　牙周组织病

【目的和要求】

(1) 掌握牙周炎的病理变化(包括牙周袋的形成及变化、牙槽骨的吸收，牙周组织的退行性变)及牙周组织的自然修复现象；了解牙周创伤、牙周萎缩的概念。

(2) 掌握慢性龈炎、龈增生、急性坏死性溃疡性龈炎的临床和病理变化。

【实验用品】

显微镜、牙体牙周组织联合切片、牙龈炎切片、牙周病模型及图谱、教学 VCD。

【实验内容】

(1) 观看牙周组织病(disease of periodontal tissue)的教学 VCD 和牙周病模型及图谱。

(2) 观察慢性牙周炎切片、增生性牙龈炎切片、边缘性龈炎切片。

【方法和步骤】

(一) 牙龈炎

1. 增生性龈炎　区分牙龈表面上皮及沟内上皮；观察牙龈表面有无点彩；牙龈上皮钉突增生；固有层内胶原纤维增生，可见玻璃样变性，内有以浆细胞为主慢性炎细胞浸润(图 8-1A)。

2. 边缘性龈炎　牙面有龈上及龈下菌斑附着，牙龈乳头内有炎性细胞浸润，上皮增生；牙龈沟内上皮及结合上皮增生；增生上皮网眼中及其下方结缔组织中有慢性炎细胞浸润；牙龈龈缘糜烂(图 8-1B)。

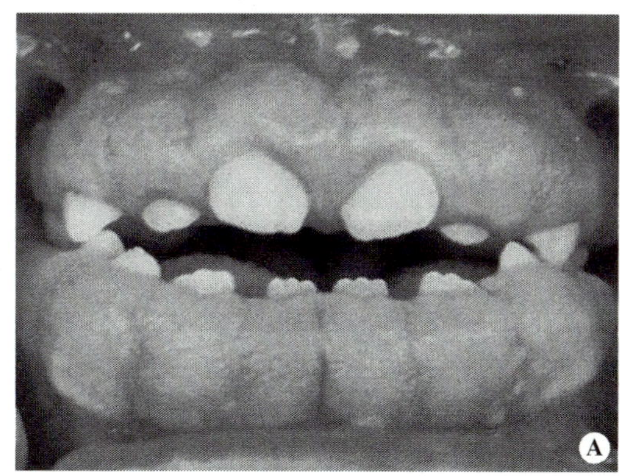

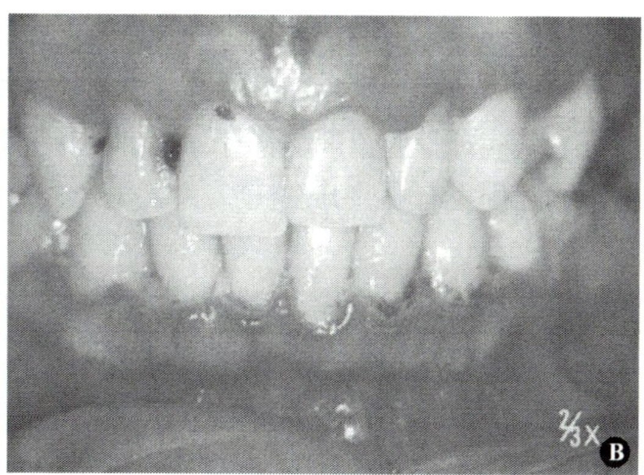

图 8-1

A. 龈增生；B. 龈炎

(二) 牙周炎

龈上及龈下可见淡紫色或紫红色牙石；结合上皮和结缔组织内大量淋巴细胞、中性粒细胞浸润，毛细血管扩张，胶原纤维破坏丧失，结合上皮增生；结合上皮向根方增殖形成牙周袋；牙槽骨吸收，胶原纤维变性溶解，丧失。

牙周袋壁和袋底为炎症的中心区，从内向外为中性白细胞、巨噬细胞、淋巴细胞、浆细胞浸润(图 8-2 不易分辨)袋壁上皮呈网状增生，固有层血管有扩张充血（图 8-2）。

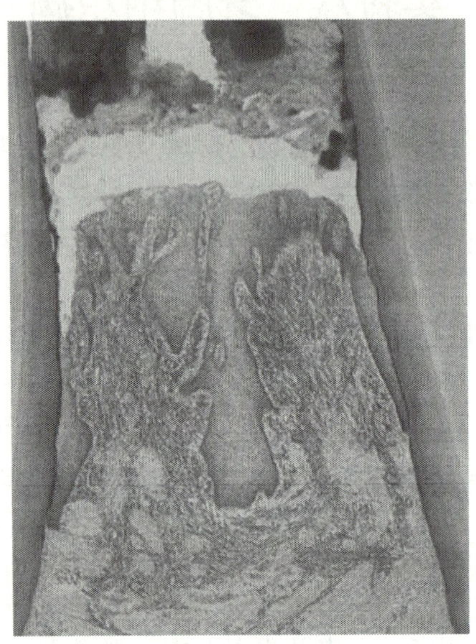

图 8-2　牙周炎

【作业】

绘制牙周炎的镜下所见图。

【思考题】

(1) 解释牙菌斑、牙结石、软垢、牙周袋的概念。

(2) 牙龈炎和牙周炎有哪些区别与联系?

(3) 慢性牙周炎的基本病理变化是什么有哪些?

(4) 牙周袋在临床病理上分为哪几种情况?

(5) 从病理学的角度解释牙周炎的临床特征。

(6) 牙周炎有哪些并发症?

实验九　口腔黏膜病(一)

【目的和要求】

(1) 通过实验课的学习，掌握口腔黏膜病(mucomembranous disease of oral cavity)的基本病理变化。

(2) 掌握口腔黏膜白斑，扁平苔藓、念珠菌病的病理特点，熟悉复发性阿弗他溃疡、天疱疮、类天疱疮的病理特点及艾滋病口腔表征；了解其他口腔黏膜病的病理及临床表现。

【实验用品】

显微镜、口腔黏膜白斑切片、扁平苔藓切片、白斑癌变切片。

【方法和步骤】

1. 口腔黏膜白斑　见图 9-1。

镜下所见：

(1) 上皮过渡增厚，过度正角化和不全角化。

(2) 颗粒层明显，棘层增厚，基底层细胞可见核分裂。

(3) 黏膜层内和黏膜下层内可见淋巴细胞，浆细胞浸润。

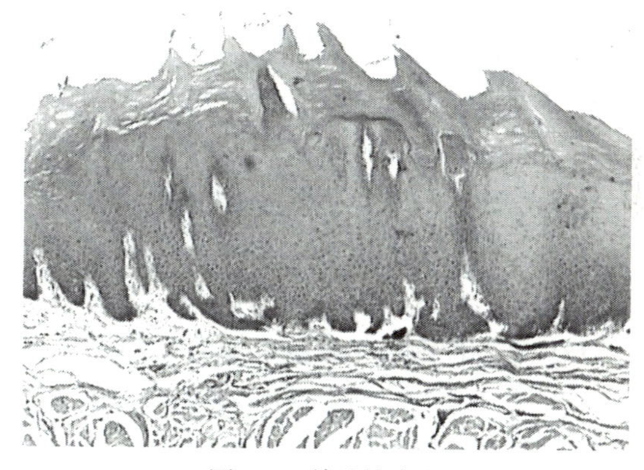

图 9-1　单纯性白斑

2. 扁平苔藓　见图 9-2。

镜下所见：

(1) 上皮增厚或萎缩，轻度不全角化。

(2) 上皮钉突呈锯齿状。

(3) 基底细胞液化，基底膜不清。

(4) 黏膜固有层有淋巴细胞浸润带出现。

3. 白斑癌变　见图 9-3。

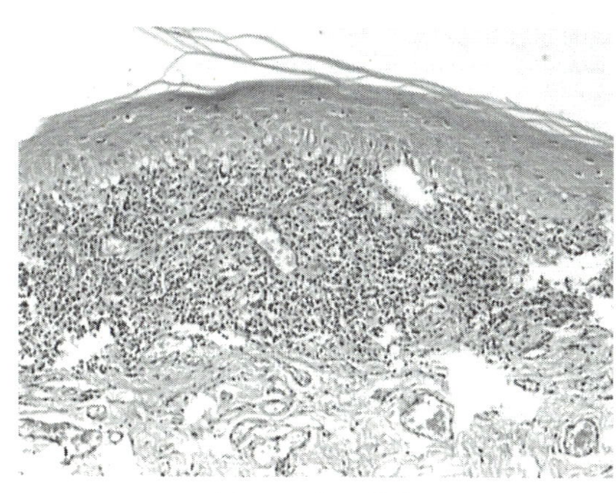

图 9-2　扁平苔藓

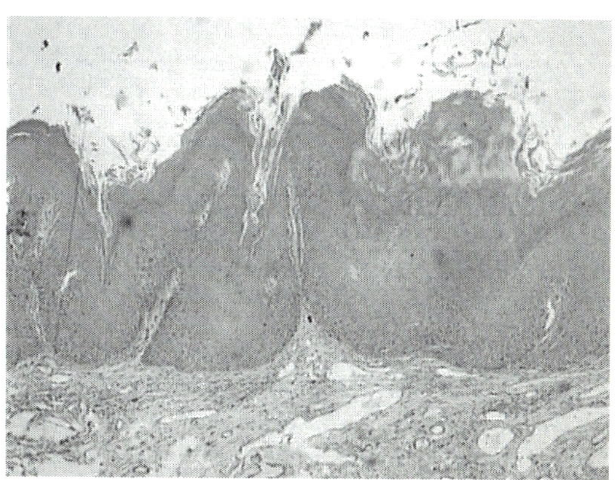

图 9-3　白斑癌变

镜下所见：

(1) 上皮增厚，表面过度不全角化。

(2) 上皮钉突内可见个别细胞角化即错角化。

(3) 上皮细胞异型性明显，部分癌细胞突破基底膜，浸入固有层及横纹肌间隙中。

4. 坏死性黏膜腺周围炎 镜下所见：一侧上皮轻度增生，黏膜下有大量淋巴细胞浸润，另一侧上皮坏死脱落形成溃疡，在溃疡表面有白细胞浸润和出现，深层有唇腺。

【作业】

绘制在高倍镜下白斑、扁平苔藓图各一张。

【思考题】

(1) 解释糜烂、溃疡、假膜、白塞综合征的概念。

(2) 上皮的过度角化、棘层增生、基层松解、基底细胞空泡性变及液化、泡的基本病理变化有哪些?

(3) 海绵形成、气球变性、网状变性有哪些区别与联系?

(4) 口腔黏膜白斑的病因、临床表现和病理特点如何?

(5) 扁平苔藓有哪些临床表现和病理特点?

(6) 念珠菌病的病因、临床表现和病理特点如何?

(7) 艾滋病的口腔表征有什么?

(8) 复发性阿弗他溃疡和黏膜腺周围炎有哪些区别与联系?

(9) 天疱疮与口腔黏膜类天疱疮有哪些区别与联系?

实验十　口腔黏膜病(二)

【目的和要求】

通过实验课的学习，掌握口腔黏膜扁平苔藓、念珠菌病的病理特点，熟悉口腔黏膜天疱疮、类天疱疮的病理特点；了解其他口腔黏膜病的病理及临床表现。

【实验用品】

显微镜、扁平苔藓切片、念珠菌病切片、天庖疮切片。

【方法和步骤】

1. 临床印象　扁平苔藓。

镜下所见(图 10-1)：

(1) 上皮增厚，轻度不全角化。

(2) 上皮钉突呈锯齿状。

(3) 基底细胞液化，基底膜不清。

(4) 黏膜固有层有淋巴细胞浸润带、未向深层浸润。

2. 临床印象　寻常型天疱疮。

镜下所见(图 10-2)：

(1) 表层角化。

(2) 上皮内棘层松解形成大疱，有时见单个或成群的棘细胞。

(3) 疱内可见天疱疮细胞。

(4) 基底细胞附着于结缔组织上方，呈乳头状或绒毛状突入疱内。

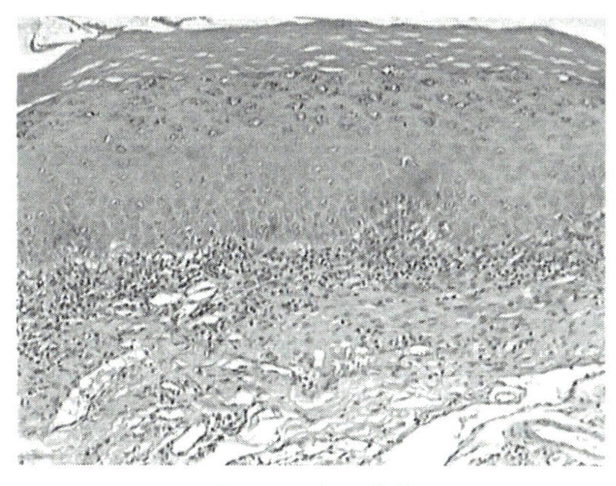

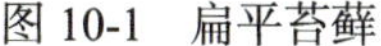

图 10-1　扁平苔藓

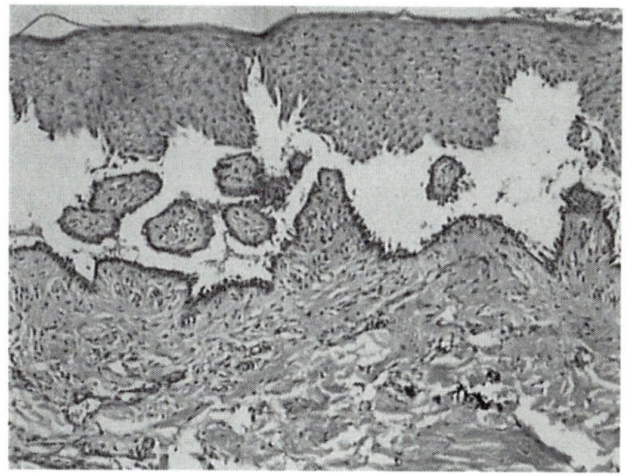

图 10-2　天疱疮

3. 临床印象　白色念珠菌病。

镜下所见：

(1) 上皮表层水肿，角化层内中性粒细胞浸润，形成微小脓肿。

(2) 角化层内中性粒细胞浸润，形成微小脓肿。

(3) 棘层增生，上皮钉突呈圆形。

(4) 角化层或上皮的外 1/3 处可见菌丝，菌丝与上皮表面垂直或成一角度。

(5) 结缔组织内毛细血管扩张充血，大量淋巴细胞、浆细胞、中性粒细胞浸润。

【作业】

绘制在高倍镜下扁平苔藓、口腔黏膜天疱疮图各一张。

【思考题】

(1) 扁平苔藓有哪些临床表现和病理特点？

(2) 口腔念珠菌病的病因、临床表现和病理特点如何？

(3) 天疱疮与口腔黏膜类天疱疮有哪些区别与联系？

实验十一　口腔颌面部囊肿

【目的和要求】

(1) 掌握颌面部软组织发生的各种囊肿的临床表现和病理变化。

(2) 掌握牙源性角化囊肿的临床及病理学特点，熟悉其复发率较高的原因，了解其他颌骨囊肿的临床及病理变化。

【实验用品】

显微镜、牙源性角化囊肿切片、表皮样表皮样囊肿切片、含牙囊肿切片。

【方法和步骤】

(1) 用放大镜观察牙源性角化囊肿、含牙囊肿切片。

(2) 在显微镜下观察牙源性角化囊肿的病理变化。

(3) 牙源性角化囊性瘤

1) 临床表现：患者女，40 岁，右侧上颌肿物 3 年，逐渐长大，无疼痛、红肿及牙痛史。检查：上颌正中前部膨隆，质软，囊性感。两上颌中切牙轻度移位，X 线片示囊腔内含牙，手术所见：在含牙囊肿的深层有一独立存在的小囊肿。

2) 镜下所见(图 11-1)：囊壁有复层鳞状上皮衬里，上皮较薄，厚度均匀，由 2~5 层细胞组成；基底细胞界限清楚，无上皮钉突；上皮周围包绕着纤维结缔组织囊壁。

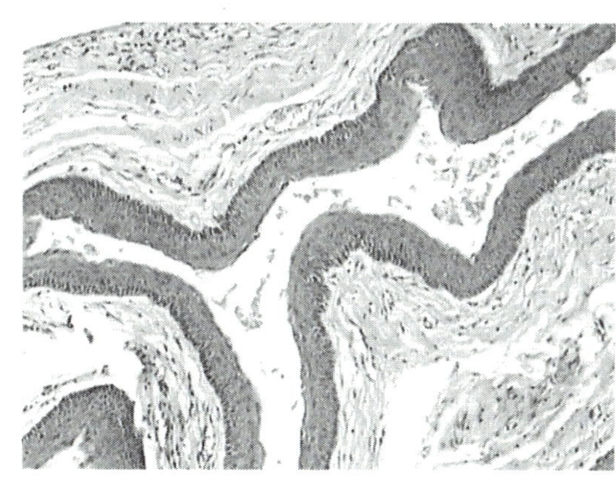
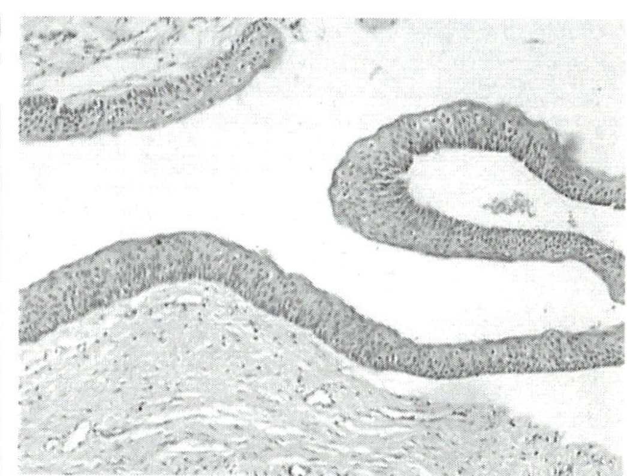

图 11-1　牙源性角化囊性瘤

(4) 右下颌骨牙源性角化囊性瘤

1) 临床表现：患者男，42 岁，因右下颌下缘反复肿胀，口内流脓 11 个月而入院。临床检查：右下颌骨下缘轻度隆起，质中等，$\overline{76|}$舌侧牙龈触之较软，右下颌牙齿无脱落、松动，开口度 3.5cm，X 线片示右侧下颌骨体，骨质疏松，呈蜂窝状。

2) 镜下所见(图 11-2)：病变位于磨牙根的下方和第三磨牙后方，磨牙牙根下方为残存囊壁，由上皮和结缔组织所组成，上皮为复层鳞状上皮衬里，大部分上皮薄，基底细胞排列整齐，无上皮钉突，表层为不全角化层，囊腔内有脱落的角化物，囊壁结缔组织内有慢性炎细胞浸润，在磨牙后区子囊周围慢性炎细胞浸润明显。

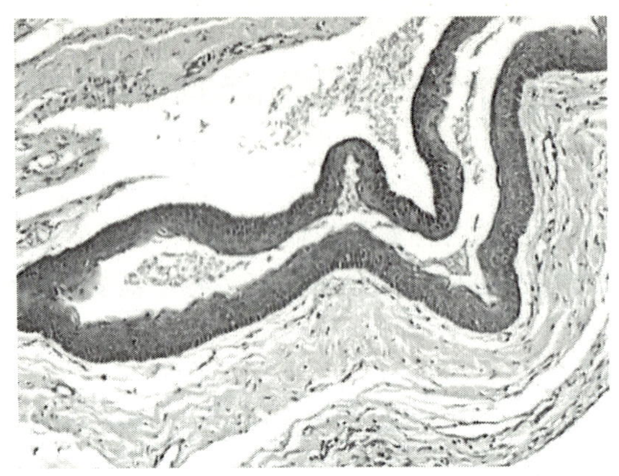

图 11-2　牙源性角化囊肿

(5) 表皮样囊肿

1) 临床所见：患者男，27 岁，于 3 年前发现右鼻旁肿物，无任何不适，逐渐长大，在 2 年内曾先后做过 2 次切除术，此为第 2 次复发求治。临床检查：右鼻旁可触及一约 2.5cm × 2.0cm 大小肿物，边界尚清，质地中等，和皮肤粘连。手术所见：物组织较硬，破溃后流出黏稠的乳白色液。

2) 镜下所见(图 11-3)：①囊壁衬里为复层鳞状上皮，上皮较薄，厚度不等；②纤维结缔组织囊壁内未见皮肤附属器。

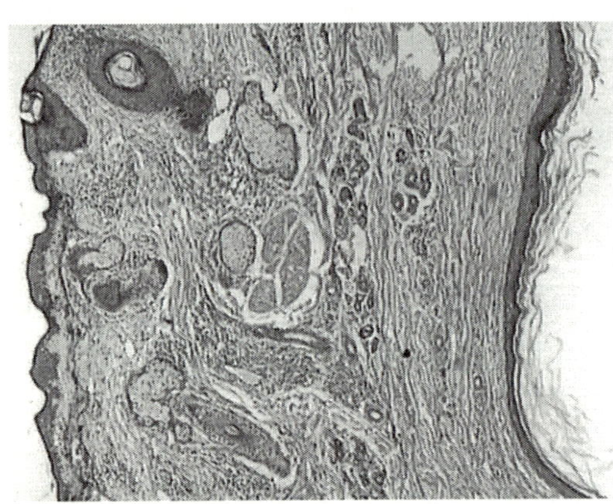

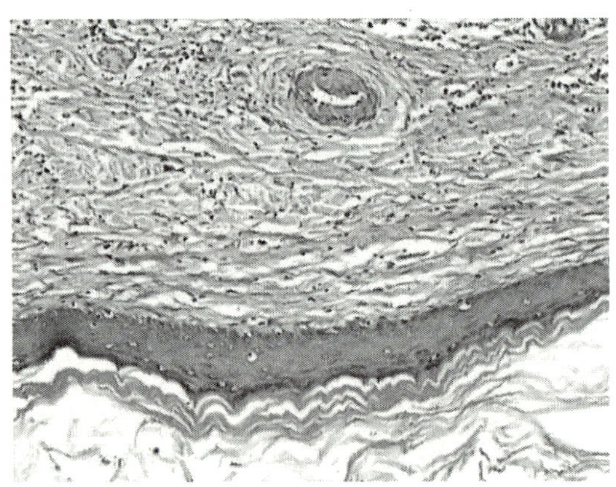

图 11-3　表皮样囊肿

(6) 皮样囊肿

1) 临床所见：患者女，18 岁，左口底肿物 4 年，无痛，渐长大，无红肿，近来生长较快。检查：颏下偏左黏膜隆起，大小为 5.0cm × 5.0cm × 4.0cm。质软，界清，无压痛。

2) 手术所见：肿物位于颌舌骨肌上，界清囊壁厚，质软。

3) 镜下所见：囊壁由上皮和结缔组织组成。上皮为复层鳞状上皮，基底细胞排列整齐，棘细胞层、颗粒层尚可辨认，角化层与上皮分离，腔内有角化物，在结缔组织囊壁的一端可见皮脂腺(图 11-4)。

【作业】

绘制牙源性角化囊肿、皮样囊肿的镜下图(10 倍)。

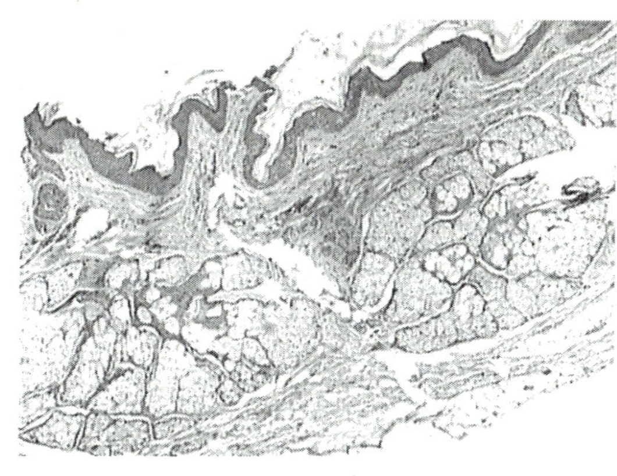
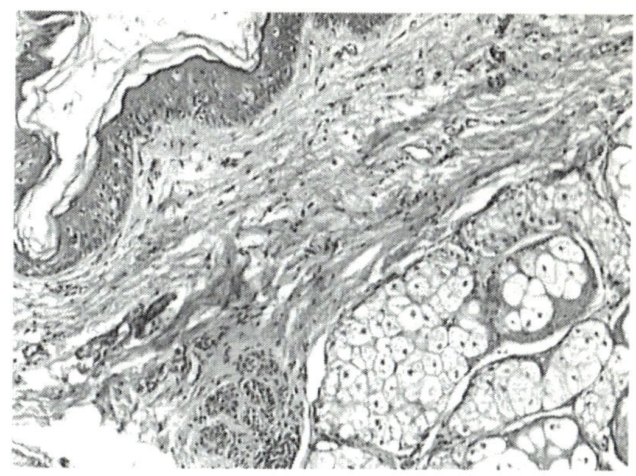

图 11-4　皮样囊肿

【思考题】

(1) 解释囊肿、含牙囊肿、球状上颌囊肿。

(2) 囊肿的基本病理学结构有哪些？

(3) 牙源性角化囊肿有哪些好发部位？

(4) 试从牙源性角化囊肿的基本结构方面描述其病理学变化。

(5) 在显微镜下可见鼻腭管囊肿的纤维结缔组织囊壁内有哪些结构？

(6) 鼻唇囊肿的临床症状有哪些？

(7) 简述球状上颌囊中发生的部位、X 线表现及诊断标准。

(8) 简述甲状舌管囊中的好发部位、临床症状。

(9) 皮样或表皮样囊肿的镜下表现分别有哪些？两者如何鉴别？

实验十二　牙源性肿瘤

【目的和要求】

(1) 掌握一般型成釉细胞瘤的病理特点及其临床表现，熟悉其生物学特性。

(2) 掌握混合型牙瘤和组合型牙瘤的病理特点，熟悉其临床特征。

(3) 掌握牙源性腺样瘤的病理学变化，熟悉牙源性钙化上皮瘤、牙源性钙化囊肿的临床表现及病理学变化。

【实验用品】

显微镜、成釉细胞瘤切片、牙源性腺样瘤、混合型牙瘤切片。

【方法和步骤】

1. 成釉细胞瘤

(1) 临床表现：患者，女，34 岁，自觉右下颌膨隆，伴间断性疼痛 1 个月。1973 年和 1976 年曾 2 次因右下颌骨肿胀行“含牙囊肿”搔刮术。手术所见：下颌骨体部多处骨皮质破坏，扪之乒乓球感。

(2) 镜下所见：肿瘤由上皮和结缔组织间质组成；肿瘤上皮排成滤泡状，上皮团块周围为整齐排列的柱状细胞，中央为疏松排列的星形细胞，似成釉器的星网状层细胞；上皮团中央可见囊性变或鳞状化生(图 12-1)。

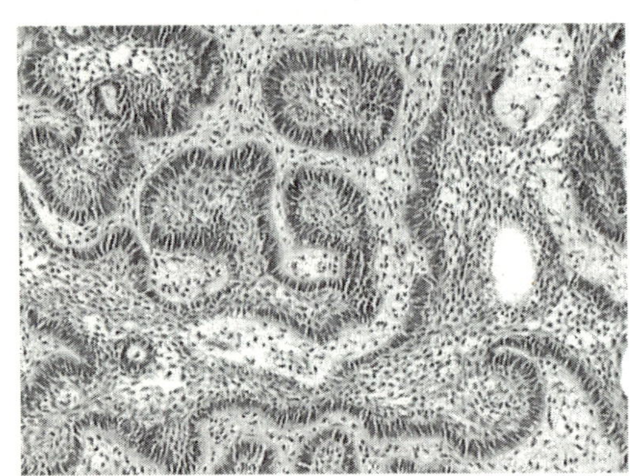
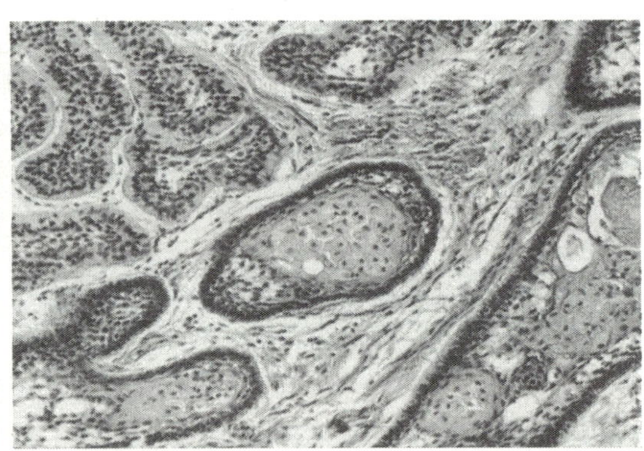

图 12-1　滤泡型成釉细胞瘤

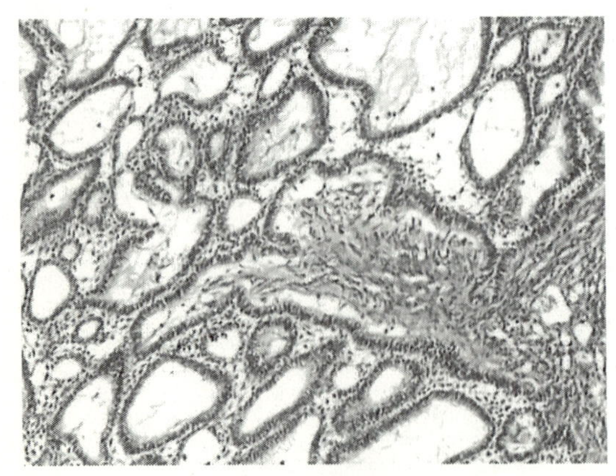

图 12-2　丛状型成釉细胞瘤

2. 成釉细胞瘤　此切片在镜下所见(图 12-2)。

(1) 肿瘤上皮排列成条索状，周边细胞整齐排列，中间细胞呈星网状，但量比滤泡型成釉细胞瘤少。

(2) 肿瘤间质疏松，囊性变发生在间质内。

3. 牙源性腺样瘤

(1) 临床表现：左侧上颌部肿胀 3 个月，上颌左侧 1~4 颊侧及移行部膨隆。X 线见圆形透影区，其中有散在密度增高区，手术所见：肿物为实性，胞膜较厚，完整摘除。

(2) 病理所见：①肿瘤由实性上皮团块组成，间质较少；②玫瑰花瓣样结构，由梭形或立方状上皮组成；③腺管状结构，由立方或柱状细胞组成，胞核远离腔面；④小结节，由多边形鳞状细胞组成；⑤筛状或梁状结构，由圆形或梭形细胞组成，位于肿瘤周边部或实性胞巢之间；⑥肿瘤内许多釉基质样物质(紫红色)。

4. 牙源性钙化囊肿　病理所见：①囊壁由上皮和纤维组织组成，上皮细胞似成釉器细胞。基底细胞呈栅栏状，其上方细胞排列疏松，似星网状细胞；②上皮和纤维囊壁内可见影细胞及其团块；③基底细胞附近有牙本质样物质(粉红样团块)。

5. 牙瘤　病理所见：①肿物内有高分化的牙釉质、牙本质、牙骨质和牙髓；②大量的牙齿样组织排列紊乱，相互混杂，无典型的牙齿结构或大量的牙齿样组织排列整齐，呈牙齿样排列(图 12-3)。

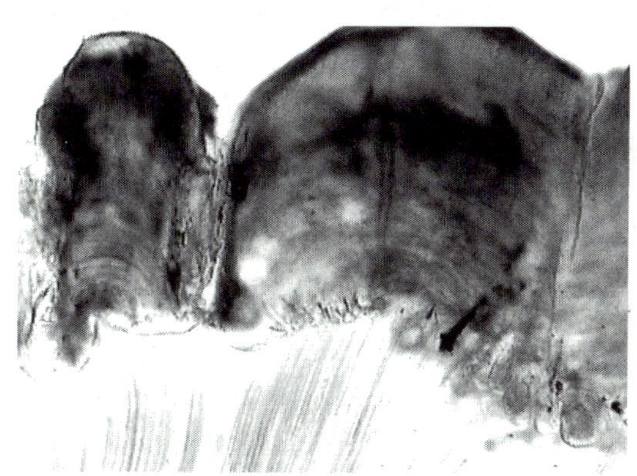
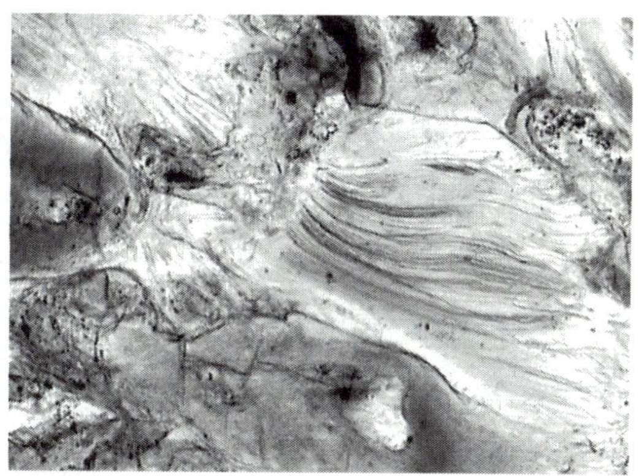

图 12-3　牙瘤

【作业】

绘制一般型成釉细胞瘤和牙源性腺样瘤的镜下图(10 倍)。

【思考题】

(1) 一般型成釉细胞瘤有哪些生物学特点？好发于哪些部位？

(2) 一般型成釉细胞瘤主要有哪些病理学变化？

(3) 牙源性钙化上皮瘤的临床症状和病理变化如何？镜下常见的圆形嗜酸性物质是什么？

(4) 牙源性钙化上皮瘤的生物学特性如何？

(5) 混合型牙瘤和组合型牙瘤在镜下有什么不同？

(6) 牙源性腺样瘤在肉眼和镜下各有哪些特点？

实验十三　涎腺组织疾病和腺涎肿瘤

【目的和要求】

(1) 掌握舍格伦综合征的临床表现和病理变化，熟悉各种腺涎炎症的临床表现与病理，了解腺涎异位和迷走腺涎。

(2) 掌握多形性腺瘤的病理变化，熟悉其临床特点和生物学特性。

(3) 掌握腺淋巴瘤的临床特点和病理变化，熟悉其生物学特性。

(4) 熟悉肌上皮瘤、导管乳头状瘤的临床特点和病理变化，了解其生物学特性。

(5) 掌握腺样囊性癌和黏液表皮样癌的病理变化，熟悉其临床特征和生物学特性。

【实验用品】

显微镜、腮腺多形性腺瘤切片、腺淋巴瘤切片、腺样囊性癌切片和黏液表皮样癌切片。

【方法和步骤】

1. 多形性腺瘤(图 13-1)　病理所见：①瘤细胞排列成腺导管样结构；②瘤细胞排列成实性条索或团片样结构；③常见鳞状化生，有角化珠形成；④在导管样结构颌上皮条所周围，常见大片黏液样和软骨样区域。

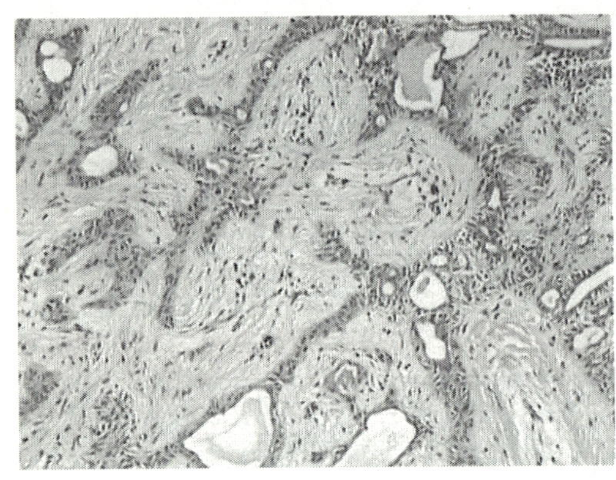
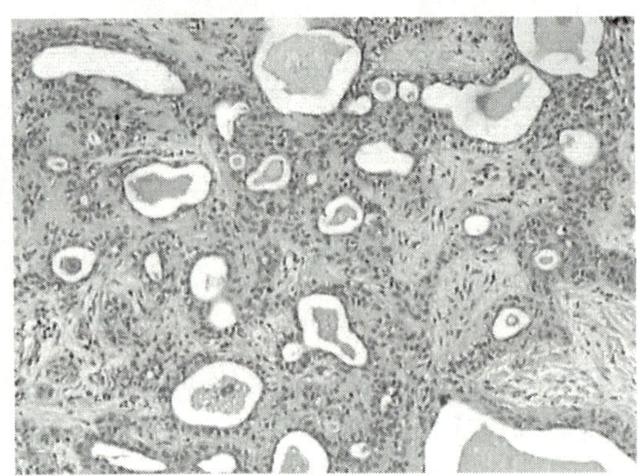

图 13-1　多形性腺瘤

2. 腺淋巴瘤

(1) 临床所见：患者，男，52 岁，1 个月前发现左腮腺区有一无痛性肿块。

(2) 手术所见：左腮腺浅部有约 2cm × 1.8cm × 1.0cm 肿物，中等硬度，与周围组织无粘连，包膜完整。

(3) 病理所见(图 13-2)：①肿瘤由上皮和淋巴样组织组成；②上皮形成不规则的大腺管或囊腔并成乳头状突入管腔内，腔内含均匀粉染的分泌物；③上皮细胞排列成假复层，柱状细胞自基底膜达腺腔表面，锥形细胞与基底膜相连，镶嵌于柱状细胞之间；大量淋巴样组织位于间质内，并可形成淋巴滤泡。

3. 黏液表皮样癌

(1) 临床所见：患者，女，38 岁，发现右腮腺区肿物半年。检查：质硬，不活动，表面不平，手术所见：肿物大小为 5.0cm × 5.0cm × 4.0cm，位于腮腺深叶内，与周围组织粘连，质硬。

(2) 病理所见：肉眼观，肿瘤无包膜，与周围组织界限不清，呈浸润性生长。

(3) 镜下观(图 13-3)：①肿瘤由黏液细胞，表皮样细胞和中间细胞组成；②高倍镜下，黏液细胞呈柱状、立方或杯状，表皮样细胞似鳞状上皮细胞，中间细胞似鳞状上皮的基底细胞；③瘤细胞排成囊腔或团块，腔内有粉染的黏液，间质与胶原纤维，其间有黏液湖及慢性炎症细胞，肿瘤无包膜，呈浸润性生长。

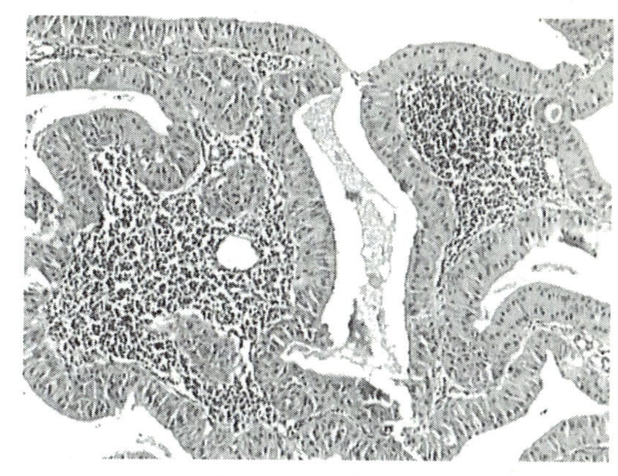

图 13-2　腺淋巴瘤

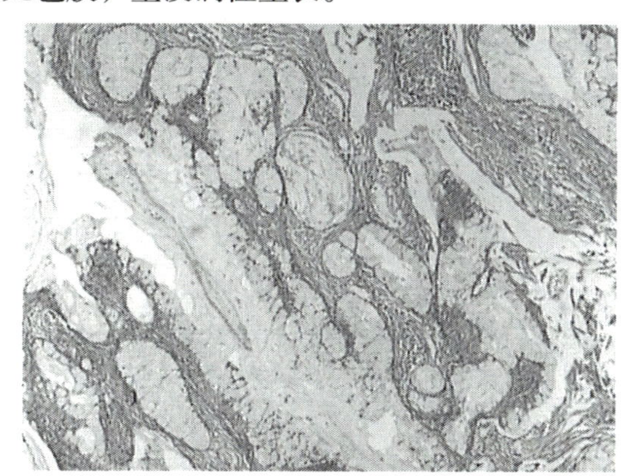

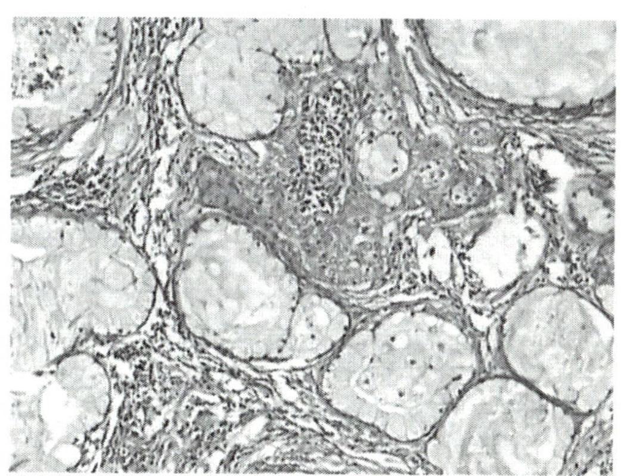

图 13-3　黏液表皮样癌

4. 腺样囊性癌

(1) 临床所见：患者，女，48 岁，4 年前偶然发现右腮腺区肿物无疼痛，无明显增长。2 年前肿物明显长大。并出现疼痛。检查：右腮腺区有一 12cm × 8.5cm × 5.0cm 大小的肿物，质硬，表面有结节，不活动，与皮肤粘连，颌下及颏下未触及肿大的淋巴结。手术所见：肿瘤与周围组织粘连紧密，深达颅底。

(2) 病理所见(图 13-4)：①瘤细胞排列成条索状、腺管状、筛孔状，腔内含嗜酸性物质；②高倍镜下瘤细胞呈小立方、三角形；③肿瘤被膜中有瘤细胞浸润。

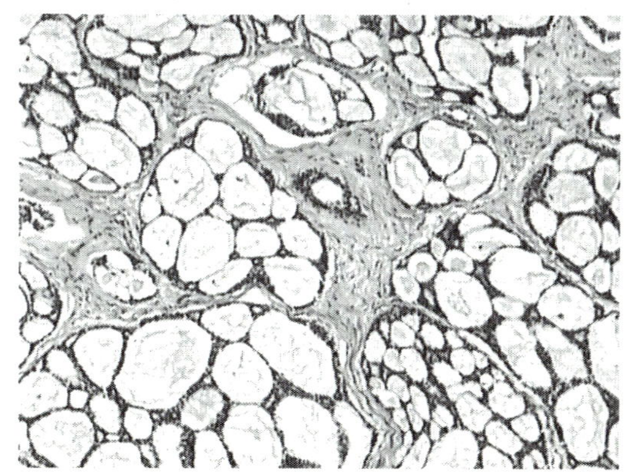

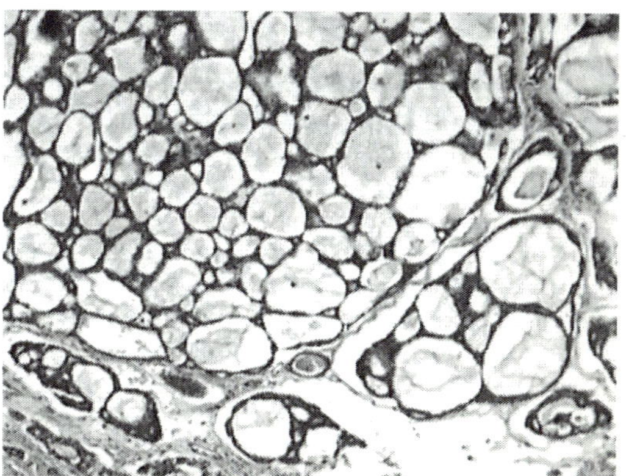

图 13-4　腺样囊性癌

5. 舍格伦综合征

(1) 临床所见：患者，女，65 岁，7 年来自觉口干，进食困难，激动时无泪。检查：颊、唇、眼干燥。腮腺及颌下腺均无分泌，排唾实验无唾液。有舌裂。在出现口干以前有关节疼痛史。类风湿凝集试验阳性。

(2) 病理所见：①腮腺小叶内腺泡消失，而为淋巴细胞和组织细胞所取代；②导管上皮增生形成“上皮岛”，小叶内导管上皮增生扩张，形成囊腔；③淋巴细胞从小叶中心开始浸润，逐渐向小叶周边扩展，最后腺泡完全消失，但腺小叶轮廓清晰可见。

【作业】

绘制腮腺多形性腺瘤、腺样囊性癌镜下图各一张(10 倍)。

【思考题】

(1) 解释舍格伦综合征的概念。

(2) 舍格伦综合征主要有哪些临床表现和病理变化？

(3) 多形性腺瘤主要发生在哪些部位？其病理变化如何？

(4) 多形性腺瘤有哪些临床特点和生物学特性？

(5) 腺淋巴瘤有哪些临床和病理特点？其生物学特性如何？

(6) 肌上皮瘤、导管乳头状瘤的生物学特性各有何特点？

(7) 腺样囊性癌的主要有哪些病理变化？其临床特征和生物学特性如何？

(8) 黏液表皮样癌根据癌细胞分化程度的不同有哪几种？各有什么生物学特点？

实验十四　口腔颌面部其他组织来源的肿瘤及瘤样病变

【目的和要求】

掌握牙龈瘤和口腔癌(鳞状细胞癌)的临床表现和病理变化，熟悉鳞状细胞乳头状瘤，乳头状增生、血管瘤、神经鞘瘤、口腔黏膜色素痣、恶性黑色素瘤的临床表现与病理特点，了解淋巴管瘤的临床与病理。

【实验用品】

显微镜、纤维性牙龈瘤切片、鳞状细胞癌切片、神经鞘瘤切片。

【方法和步骤】

1. 纤维性牙龈瘤切片　镜下表现(图 14-1)：富含细胞的肉芽组织；大量成熟的胶原纤维，含有多少不等的炎性细胞散在分布，以浆细胞为主；有时可见钙盐沉积或在成纤维组织中出现化生性骨小梁。

2. 鳞状细胞癌(图 14-2、图 14-3)　镜下表现：口腔黏膜异常增生，上皮突破基底膜向深层结缔组织中浸润性生长，基底细胞和具有细胞间桥的鳞状细胞数量不等，角化明显，可见异常核分裂象，细胞核和细胞多形性不明显。

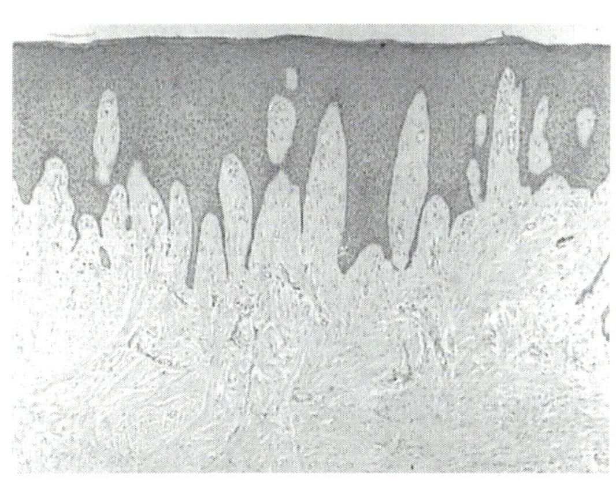

图 14-1　牙龈纤维瘤

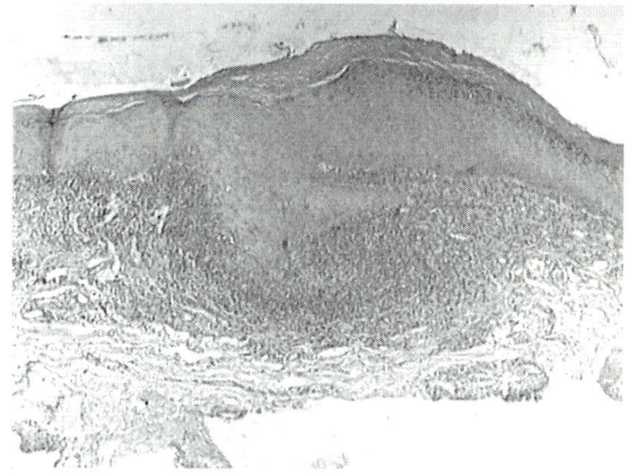

图 14-2　鳞状细胞癌

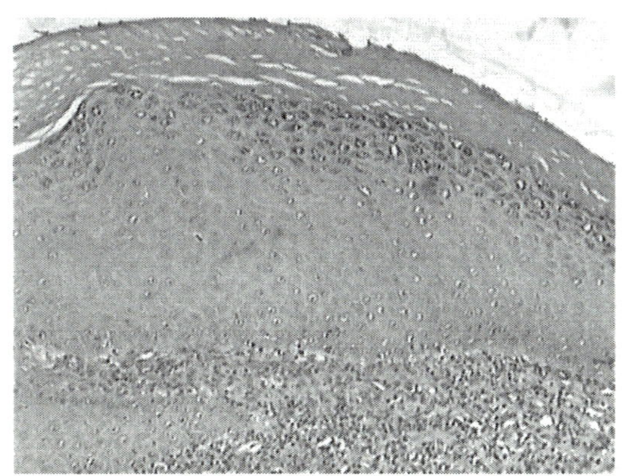

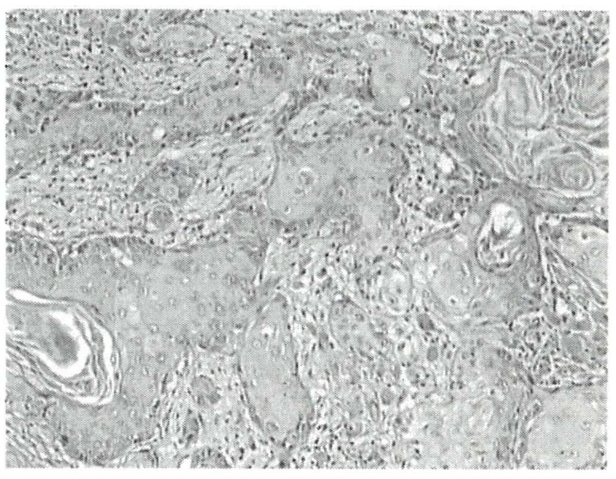

图 14-3　鳞状细胞癌

【作业】

绘制纤维性牙龈瘤、鳞状细胞癌镜下图各一张(40 倍)。

【思考题】

(1) 简述牙龈瘤的临床分型及病理表现。

(2) 鳞状细胞癌的病理变化有哪些?

(3) 口腔黏膜色素痣的临床表现及病理改变有哪些?

(4) 恶性黑色素瘤的临床表现与病理特点有哪些?

(5) 血管瘤、淋巴管瘤的临床与病理有哪些?

（第一篇由周海静、苏雪莲、韩冰、李娜编写）

第二篇　口腔解剖生理学实验指导

牙体解剖生理学是一门实践性很强的课程，学习中必须做到理论结合实际，基础联系临床。该实验指导的目的旨在通过理论与实验相结合，使学生掌握正确的牙体解剖生理和口腔功能，增强学生学习口腔医学尤其是口腔解剖生理学的积极性，熟练地掌握口腔解剖生理学的基本理论、基本技能，为学好口腔临床课程打下良好的基础。

牙体解剖生理学实验指导主要安排了牙体解剖学和口腔生理学两大部分内容。牙体解剖学包括：牙体测量与雕刻的基本方法、上颌中切牙的雕刻、上颌前磨牙的雕刻、下颌磨牙的雕刻、𬌗面滴蜡塑形、髓腔形态观察与绘制。老师重点讲解观察牙体外形以及雕牙工具的使用和雕牙的方法，并当场给学生做示范性雕牙，并在雕牙过程中教师随时准备纠正学生的不正确雕牙技术。口腔生理学包括𬌗型观察、咀嚼效率测定、下颌运动轨迹描计示教、𬌗力测试。主要通过老师的讲解和示教，了解口腔功能以及常见的检查方法。

口腔颌面颈部应用解剖是研究口腔、颌、面、颈诸部位的形态结构、生理功能及其临床应用为主要内容的口腔专业基础学科。实验课是按口腔、颌面、颈等区域分别进行学习，应以实际解剖操作为主，结合标本、图片及教科书，建立感性的解剖认识，从而为学习口腔颌面外科学打下一定的基础。

口腔颌面部解剖实验课是一门很形象化的教学课程。必须让学生在学习之后有一个具体鲜明的解剖形象的感性认识，而不仅仅是文字叙述。要在有目的、有指导下进行操作实践，真正看到解剖的实际，又能通过实际所见，总结成系统的知识。因此，实验课有以下要求：

(1) 每次解剖实验前必须做好预习，了解每次解剖内容、目的和要求。仔细阅读教科书中与本次实验相关的内容部分，作为实验的理论指南。

(2) 每次实验课开始先由具体教师讲解本次内容重点及难点，具体安排和注意事项。

(3) 在教师的辅导下同学依据实验指导、教材、图谱、标本，分组进行操作和观察。操作时要按外科基本技术操作的方法，正确地进行层次解剖。另一人当助手。第三人宣读实习指导或教材或拿图片及标本来对照。第四人负责按所见的画图。当完成一个区域解剖后，轮换各自的角色任务。

(4) 做完后同学各组之间进行重要内容的相互示教，由操作者讲解该区的重要解剖结构及临床意义，大家可以讨论复习，最后教师小结。

(5) 同学要画出本次实验中重要内容的解剖草图，训练其画图表达能力，交教师批阅。

(6) 解剖中要有严谨的态度，严格遵照操作规程，聚精会神地进行解剖，避免破坏需要保留观察的重要结构。

(7) 注意事项

1) 解剖对象虽然是尸体，但仍应按临床患者那样，以严肃的态度，严格遵照操作规程，聚精会神地进行解剖，避免破坏需要保留观察的重要结构。不要随意做不必要的切口。

2) 要组织好。每 4~6 人一小组，小组长负责领取解剖用器械、图片和尸体标本，结束时清点及送还。

3) 遵守实习室规章制度。

实验十五　牙体测量与雕刻的基本方法

【目的和要求】

牙体观察与测量是研究牙体解剖形态的方法之一。通过观察和测量，要求掌握测量牙体的方法和游标卡尺的使用方法，熟悉牙体一般应用名词及表面解剖标志。通过基本训练，掌握握刀的基本方法，为临床操作打下基础。

【实验内容】

(1) 测量模型牙。

(2) 雕刻刀的正确使用。

【实验用品】

模型牙、游标卡尺、直尺、铅笔。

【方法和步骤】

(1) 熟悉游标卡尺的使用(图 15-1)，测量数据的读取(以 mm 为单位)。

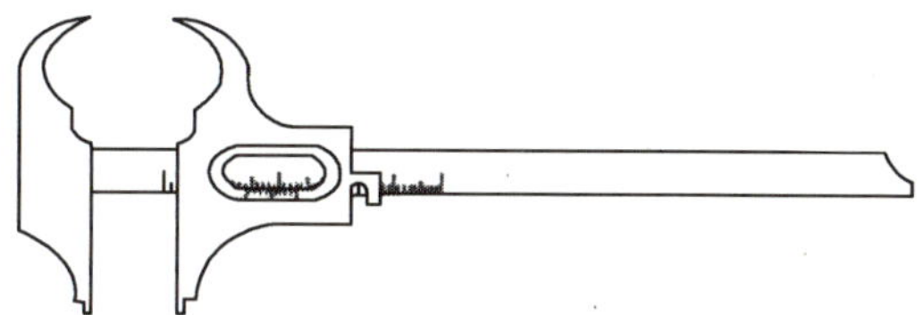

图 15-1　游标卡尺

(2) 测量模型牙，具体测量项目如下：

1) 牙体全长：从切端或牙尖顶至根尖的距离。

2) 牙冠长：从切端或牙尖顶至颈缘根方最低点之间的距离 (图 15-2、图 15-3A)。

3) 牙根长：从颈缘根方最低点至根尖的距离 (图 15-2、图 15-3B)。

4) 牙冠宽：牙冠近中、远中面最突点(接触点)之间的距离(图 15-2、图 15-3C)。

5) 牙颈宽：唇面颈缘处与近远中缘相交点之间的距离(图 15-2、图 15-3D)。

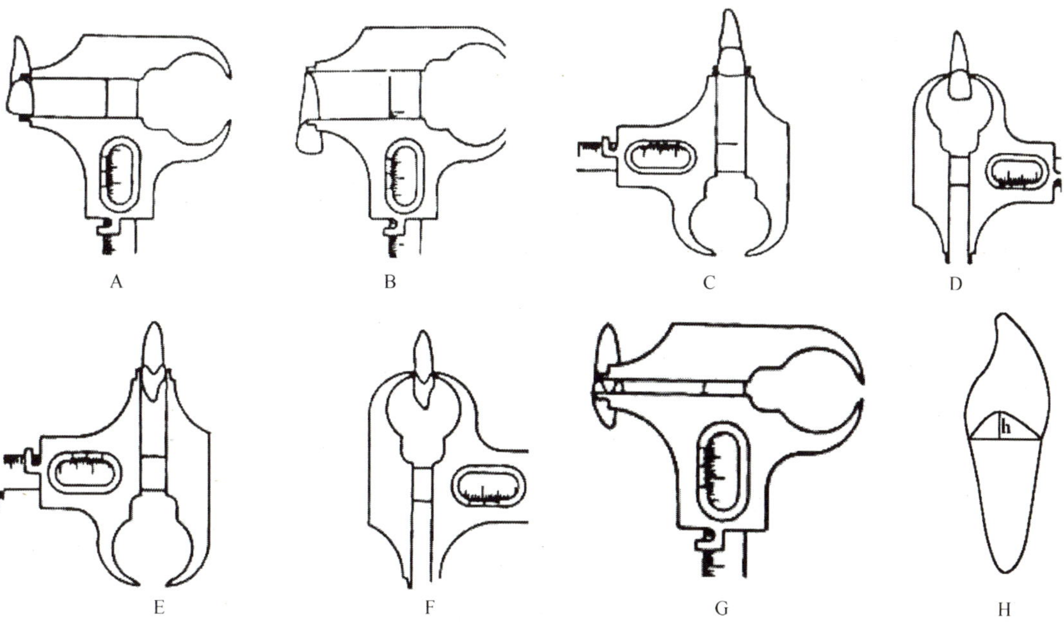

图 15-2　前牙测量

h. 近远中面颈曲度(图 H)

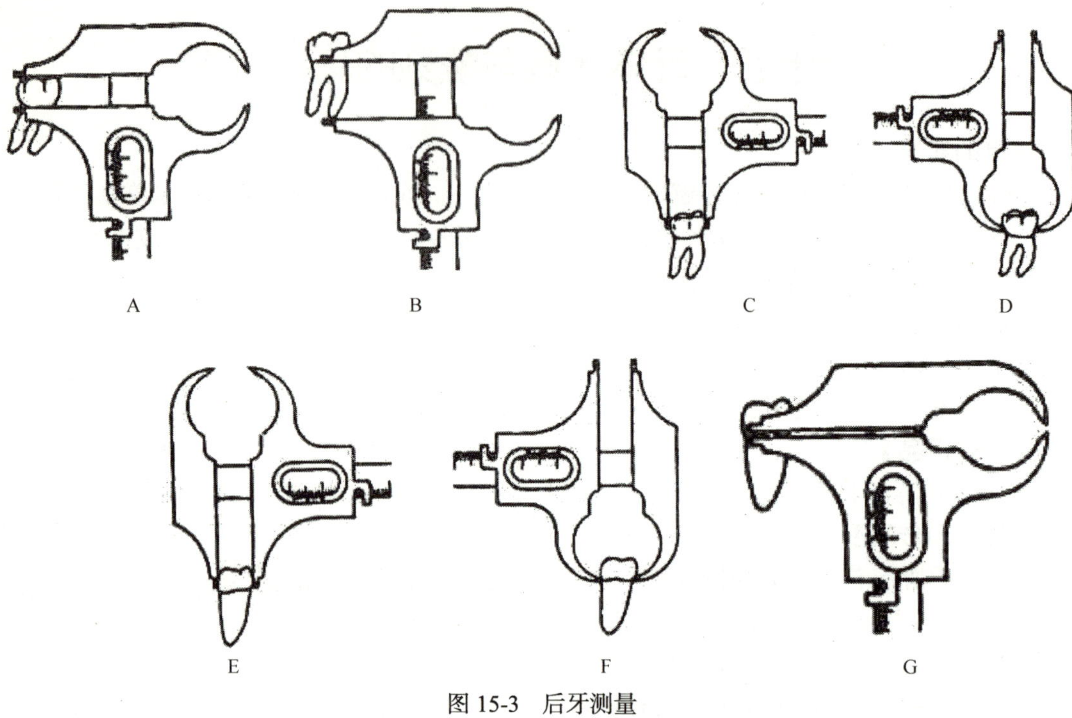

图 15-3　后牙测量

6) 牙冠厚：牙冠唇面与舌面最突点之间的距离(图 15-2、图 15-3E)。

7) 牙颈厚：牙颈唇面与舌面颈缘上最低点的距离(图 15-2、图 15-3F)。

8) 近远中面颈曲度：从近中面或远中面颈缘在唇侧和舌侧缘交点的连线与颈缘最突点之间的距离(图 15-2H、图 15-3G)。

(3) 按照测量项目，对上颌中切牙和下颌第一磨牙进行测量，将测量结果填入实验报告中。

(4) 握刀的基本方法(图 15-4、图 15-5、图 15-6)

1) 第一种握刀法：掌握式，常用于切蜡。食指按于刀背，其余四指平握刀柄，手掌的小部压住刀柄的远侧部。

2) 第二种握刀法：掌拇指握式，用于修切牙冠各面。将刀柄全部握在第二、三、四、五指内，刀的根部位于食指的二、三指间关节处。刀口向着雕刻者，同时用左手握住蜡块，以握刀手的拇指顶住蜡块做支点。

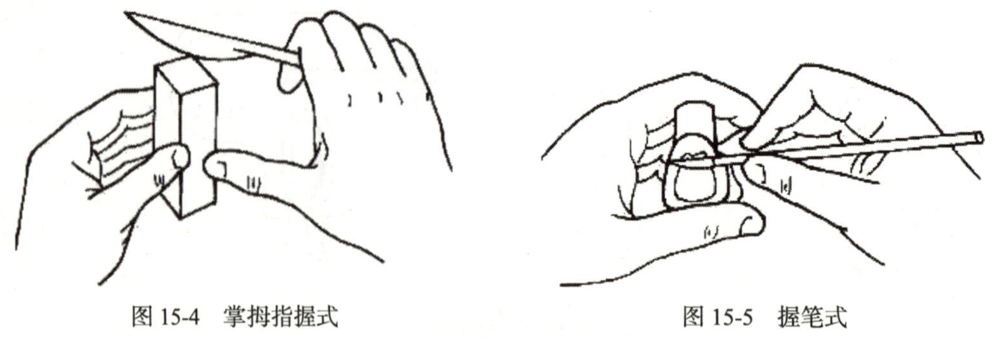

图 15-4　掌拇指握式　　图 15-5　握笔式

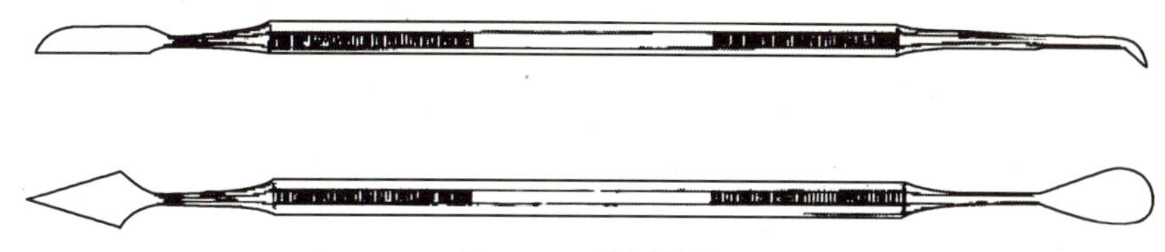

图 15-6　雕刻器械

3) 第三种握刀法：握笔式，用于比较细微的雕刻。用拇指、食指、中指握刀，无名指和小指做支点。也可用中指做主要的支点。

(5) 雕刻注意事项：雕牙是口腔医学学生和口腔医生所必备的技能，通过雕刻牙体形态，一方面可以训练口腔治疗过程中最基本的操作技能，另一方面可以加深对牙体形态特点的认识，这将对临床实践工作有非常大的帮助。

雕刻时首先要求雕刻者要深刻地理解各关键点之间的空间关系，准确抓住各个牙的形态特点，抽象出相应的几何形状(如切牙牙冠为楔形，上颌第一磨牙冠为斜方形等)；其次，通过对各牙进行科学的测量，得到准确的尺寸和比例关系；第三，绘出牙体轮廓，标记出各结构之间的比例关系；第四，雕出简单的几何形状，初步形成所雕牙的轮廓；第五，对局部结构精雕细刻，修整完成。整个过程体现先整体后局部、先轮廓后细节的步骤雕刻技术。

1) 雕牙时必须熟知该牙的解剖形态，按照比例进行操作。

2) 使用工具必须注意支点的稳定，只有支点稳定，用力才有节制。

3) 整个雕刻过程均需在垫板上进行，以防损坏桌面。

4) 雕刻下来的碎屑，放在固定位置。

5) 在蜡表面绘图时，应将蜡块清洁，用力不宜过大。

6) 在雕刻过程中，应养成不要口吹粉末的习惯。

【作业】

测量上颌中切牙和下颌第一磨牙的相关数值，并完成实验报告。

【思考题】

(1) 在雕刻牙时，常用的测量参数有哪些？各有什么意义？

(2) 在雕刻牙时，应该注意哪些？

(3) 牙体一般应用名词概念：中线、牙体长轴、接触区、线角与点角、外形高点、牙体三等分。

(4) 牙冠表面解剖标志的概念：牙尖、切缘结节、舌面隆突、切嵴、轴嵴、边缘嵴、三角嵴、牙尖嵴、横嵴、斜嵴、颈嵴。

实验十六　上颌中切牙的雕刻

【目的和要求】

(1) 通过对切牙牙体外形的临摹，掌握该牙的解剖形态及其生理功能的特点，熟悉切牙之间的不同点。

(2) 对切牙牙体外形的雕刻，熟悉切牙雕刻的方法与步骤，训练操作技术和工具的正确使用。

【实验内容】

(1) 观看老师的雕牙示教和讲解。

(2) 临摹上颌切牙外形。

(3) 雕刻右上颌中切牙。

【实验用品】

红蜡块、雕刻刀、直尺、模型牙、铅笔、垫板。

【方法和步骤】

1. 上颌中切牙外形特点　切牙组位于口腔前部，共 8 个；有 4 个面、1 个嵴，唇舌面梯形，邻面楔形，单根；功能为切断食物；体积依次为上中切牙 > 上侧切牙 > 下侧切牙 > 下中切牙。

其中上颌中切牙的外形特点如下。

(1) 唇面特征：梯形；切颈径大于近远中径；颈 1/3 突出为唇颈嵴；切 1/3 有两条发育沟；近中缘和切缘直，近中切角似直角；远中缘和颈缘较突，远中切角较圆钝。

(2) 舌面特征：较唇面小；有舌窝，舌面隆突，边缘嵴，切嵴。

(3) 邻面特征：近中似三角形，大且平，呈 V 字形，接触区在切 1/3 靠近切角；远中较圆突，接触区在切 1/3 远离切角。

(4) 切嵴特征：唇侧较平，舌侧圆突；侧面观，切嵴在牙体长轴唇侧。

(5) 牙根特征：单根；根长大于冠长；唇侧宽于舌侧，横切面为圆三角；根尖偏向远中。

2. 了解上颌中切牙各部位的数值(表 16-1，图 16-1)

表 16-1　上颌中切牙各部位数值　(单位：mm)

冠长	根长	冠宽	颈宽	冠厚	颈厚	近中颈曲度	远中颈曲度
24	30	20	15	17	15	7	7

3. 雕刻步骤

(1) 第一步：蜡块标记(图 16-2)

在蜡块的四个长方形轴面上，依次标记出唇面(La)、近中面(M)、舌面(Li)和远中面(D)，在蜡块一侧顶端标记出切端(I)。然后以切端和近中邻面为基准，参照图 16-1 唇面在蜡块的唇面标记冠长(24)、根长(8)、冠宽(20)、颈宽(5)和颈高(7)，并绘出上颌中切牙唇面形态。

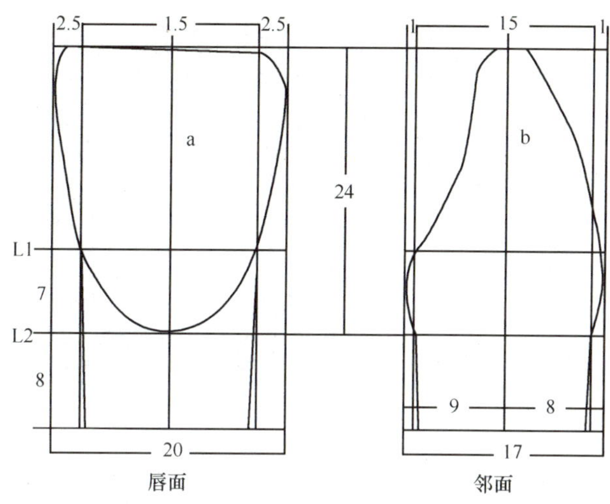

图 16-1　上颌中切牙雕刻示意图(单位：mm)

a. 牙冠近远中径平分线；b. 牙体长轴标记线；L1. 颈高标记线；L2. 冠长标记线

绘图是雕刻成功的关键步骤，因此要力求准确，绘图所用铅笔笔尖应尽量细，避免因绘图线太粗造成的雕刻误差。

注意：①上颌中切牙近、远中邻接点的位置：近中邻接点位于切 1/3 内，远中邻接点位于切 1/3 与中 1/3 之间；②近中缘较平直，远中缘较圆突。

(2) 第二步：邻面雕刻及邻面标记(图 16-3)。

1) 邻面雕刻：采用拳握式执刀法按照所绘制的牙体唇面形态，去除轮廓线以外的蜡。

注意：①雕刻后，蜡的近、远中面仍然平行，并垂直于唇、舌面；②在近中面和远中面上直线 L1 所在位置分别形成两条浅印迹 L3、L4，即唇面颈高标记线 L1 在近、远中面上的延伸线这将作为雕刻邻面牙颈线的参照线。

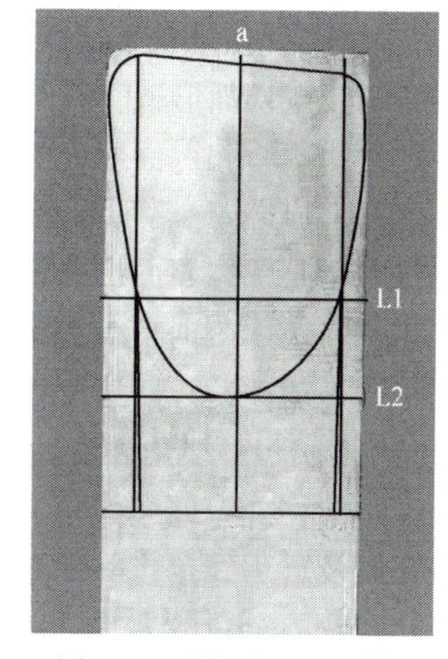

图 16-2　唇面标记及雕刻

a. 牙冠近远中径平分线；L1. 颈高标记线；L2. 冠长标记线

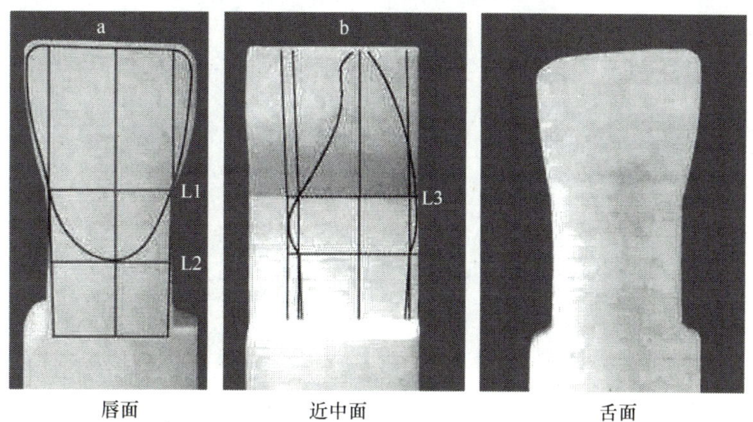

图 16-3（未完）

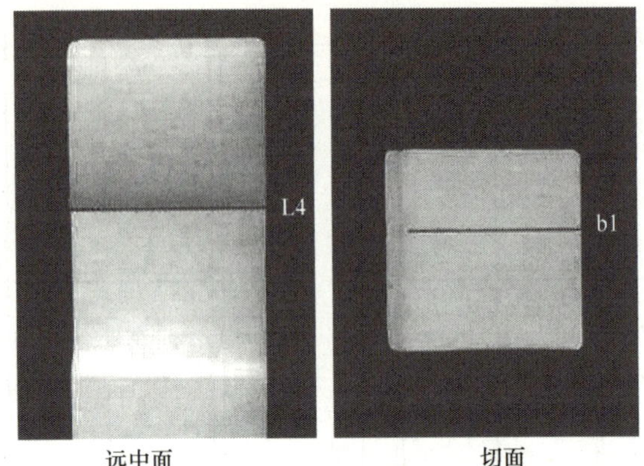

远中面　　切面

图 16-3　邻面标记及雕刻

L1. 颈高标记线；L2. 冠长标记线；L3.近中面牙颈线雕刻参照线；L4. 近中面牙颈线雕刻参照线；

a. 牙冠近远中径平分线； b. 牙体长轴标记线；b1. 切嵴雕刻参照线

2) 邻面标记：以唇面为基准参照图 16-1 邻面在牙冠的近中面上标记出冠厚(17)和颈厚(15)，并且将邻面冠长标记线 L2 延伸至邻面，然后绘出上颌中切牙的近中面形态。最后将直线 b 延伸至切面形成直线 b1，即切嵴所在位置。

注意：颈嵴和舌面隆突的位置和形态。

(3) 第三步：唇舌面雕刻(图 16-4)。

按照所绘牙体邻面形态，去除轮廓线以外蜡块。

注意：①雕刻时应保持唇舌两面相互平行，且与邻面垂直。②分别在唇舌面直线 L2 所在位置形成两条浅印迹 L5 和 L6，这将作为雕刻唇、舌面牙颈线的参照线。

(4) 第四步：线角雕刻。

上颌中切牙有四个线角，其中近唇线角最小，故该部去除的蜡量最少，远唇线角、近舌线角以及远舌线角去除的蜡量依次适当增多，使整个牙冠由唇倒向舌侧逐渐缩小。

注意：雕刻量的多少可以通过雕刻刀与蜡面之间的角度来调节。

(5) 第五步：钝化线角及牙颈线雕刻。

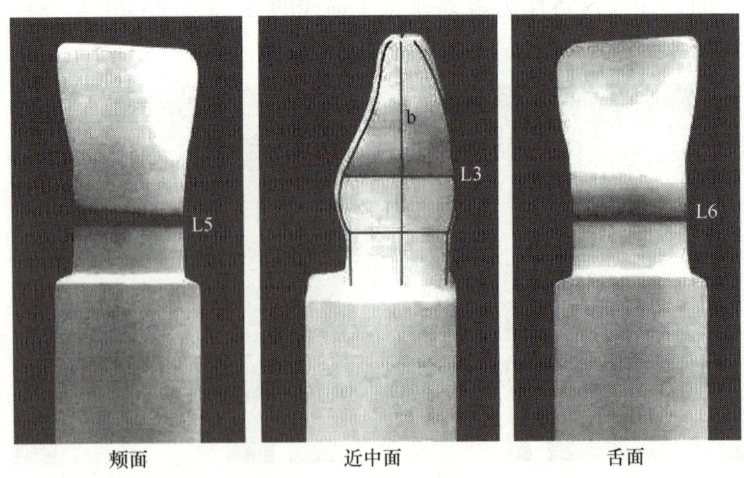

颊面　　近中面　　舌面

图 16-4（未完）

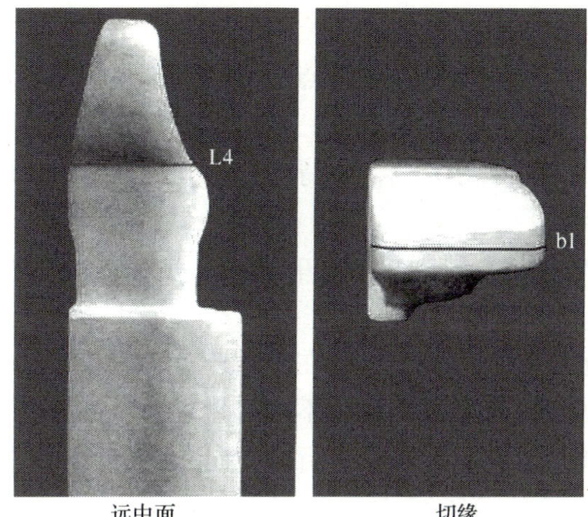

图 16-4　唇舌面雕刻

L3. 近中面牙颈线雕刻参照线；L4. 近中面牙颈线雕刻参照线；L5. 唇面牙颈线雕刻参照线；L6. 舌面牙颈线雕刻参照线；b. 牙体长轴标记线；b1. 切嵴雕刻参照线

1) 钝化线角：用工作刀修除各雕刻平面交界处锐利的分界线，使各雕刻面相互自然过渡，初步形成光滑流畅的上颌中切牙各面形态。这一步是石膏牙雕刻过程中较难掌握的步骤，应注意观察，确定雕刻量。

2) 牙颈线雕刻(图 16-5)：牙颈线不是环绕牙体四周的一条水平线，而是唇、舌面突向龈侧，近、远中面突向切端的一条曲线。雕刻时注意参照唇、舌面直线 L5、L6 和邻面直线 L3、L4。

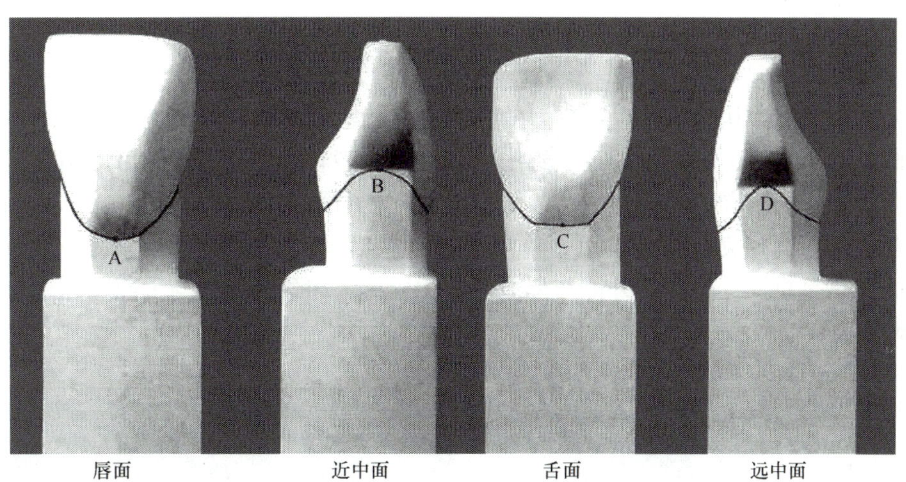

图 16-5　牙颈线形态及雕刻

具体雕刻步骤如下：①分别在牙冠的唇面、近中面、舌面和远中面牙颈部标记参考点 A、B、C、D，其中 A、C 点为唇、舌面近远中径平分线与直线 L5、L6 的交点，B、D 点为近、远中面长轴线与直线 L3、L4 的交点；②画出牙颈线的形态；③采用拳握式执刀法自根部向切端方向雕刻，当刀行至牙颈线位置时，适当减小雕刻力度，将工作刀自然向远离蜡面的方向上提，使牙根与牙冠之间形成一条高约 0.5mm 的台阶，即牙颈线。最后用蜡刀尾部在牙颈线位置精修使之自然圆钝。

注意：①A、B、C、D 四点为雕刻参照点，故这些部位的蜡不应雕除。②由于牙体外形有明显的弧度变化，故去除的蜡量不完全一致，在线角处去除较多，而在各面的中轴线处去除很少。③牙颈线作为冠根分界线，应清晰自然，以突出颈部形态。

(6) 第六步：细节雕刻。

1) 唇面雕刻：唇面较平坦，雕刻相对简单。主要雕刻结构有发育沟和釉质横纹。

A. 唇面标记

发育沟：将牙冠近远中径四等分，分别在距离近、远中缘 1/4 处，自切缘沿着近、远中缘平行的方向向颈部画出 2 条弧线，长度不超过牙冠的中 1/3。

釉质横纹：在颈嵴附近，沿着牙颈线平行的方向，画出 2～3 条弧线。

B. 唇面雕刻

发育沟：首先以执笔式执刀法轻轻刮去发育沟处的蜡，形成 2 条浅而宽的印迹。然后以拳握式执刀法修整，消除雕刻痕迹，使发育沟的边缘与牙齿表面自然延续。

釉质横纹：采用执笔式执刀法刮去釉质横纹处石膏，然后采用掌握式执刀法自颈部向切缘方向轻轻修整釉质横纹线，消除雕刻痕迹。

注意：①发育沟和釉质横纹仅仅是釉质表面的浅凹，雕刻时不宜太深。②发育沟向颈部延伸并逐渐消失。③釉质横纹较发育沟窄而深。

2) 舌面雕刻：舌面解剖结构包括舌窝、舌面隆突、切嵴和近、远中边缘嵴。

A. 舌面标记

舌窝：在舌面中央(切嵴与舌面隆突之间)绘出一个 U 字形的舌窝形态，宽度为近远中径的中 1/2。

近远中边缘嵴：分别位于舌窝的近、远中，其宽度各占牙冠近远中径的 1/4。

B. 舌面雕刻

首先采用执笔式执刀法，以雕刻刀的尖端去除所绘舌窝范围内的蜡，形成深 1~1.5mm 底部略向下凹的舌窝，同时形成近、远中边缘嵴、切嵴和舌面隆突；然后用蜡刀尾部精修舌窝、边缘嵴、切嵴和舌面隆突，使各结构自然过渡(图 16-6)。

注意：①舌面隆突最突点在其中央。②边缘嵴和切嵴也是从中央向两侧逐渐减低，嵴的横断面形态呈拱形，边缘嵴外侧与牙冠邻面相延续，内颈部方向与舌面隆突融合，在切端与切嵴相延续。

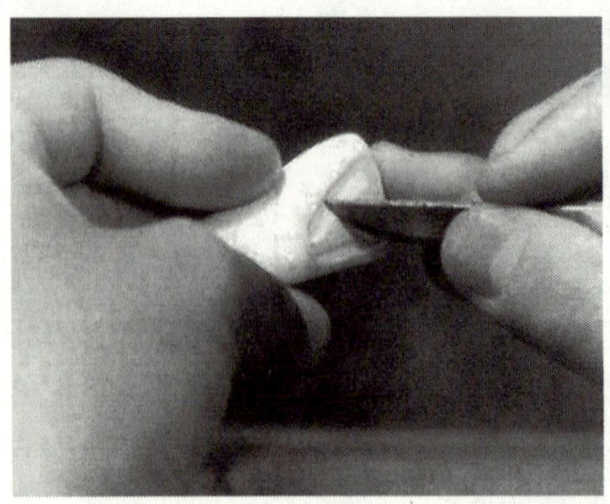
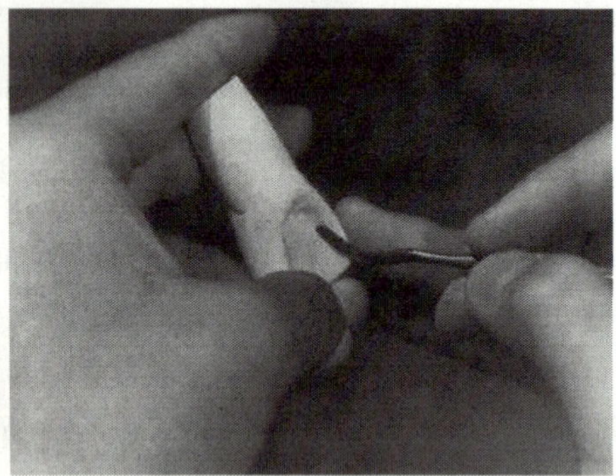

图 16-6　舌窝雕刻方法

3) 牙根雕刻：将牙颈线以下的部分雕刻成唇侧较宽舌侧较窄的圆三角形牙根。

(7) 第七步：完成。抛光各个牙面，去除多余的蜡末。上颌中切牙的雕刻完成。

【完成作业】

(1) 绘制切牙各面的外形。

(2) 雕刻上颌中切牙。

【思考题】

(1) 上颌中切牙和上颌侧切牙有哪些形态区别？

(2) 下颌中切牙和下颌侧切牙有哪些形态区别？

(3) 上颌切牙和下颌切牙有哪些形态区别？

(4) 在拔除切牙时，应该注意哪些？

(5) 切牙组中，哪些牙多见锥形多生牙，哪些牙有时为锥形，有时缺失？

实验十七　上颌前磨牙的雕刻

【目的和要求】

(1) 通过对前磨牙牙体外形的临摹，掌握该牙的解剖形态及其生理功能的特点。

(2) 对前磨牙牙体外形的雕刻，熟悉前磨牙雕刻的方法与步骤、训练操作技术和工具的正确使用。

【实验内容】

(1) 观看老师的雕牙示教和讲解。

(2) 临摹前磨牙外形。

(3) 雕刻上颌第一前磨牙。

【实验用品】

红蜡块、模型牙、雕刻刀、直尺、铅笔、垫板。

【方法和步骤】

1. 上颌第一前磨牙外形特点　前磨牙组牙冠呈立方形；𬌗面有二尖(35\45 有三尖型)；单根或双根；主要功能为协助尖牙撕裂食物和帮助磨牙捣碎食物。大小依次为上颌第一前磨牙 > 上颌第二前磨牙 > 下颌第二前磨牙 > 下颌第一前磨牙。其中上颌第一前磨牙外形特点如下。

(1) 颊面特征：五边形和尖牙相似，颊尖偏向远中，近中颈缘明显缩窄，颊尖大而尖锐。

(2) 舌面特征：小于颊面，呈卵圆形，光滑而突，舌尖短小圆，偏近中。

(3) 邻面特征：四边形，接触区颊 1/3 近𬌗处，近中颈部明显缩窄，近中面有沟。

(4) 𬌗面特征：颊舌二尖，颊尖长大锐利，舌尖短小圆钝，近中沟越过近中边缘嵴。

(5) 牙根特征：形扁，多为颊舌双根。远中面沟较近中面深，颊根长于舌根。

2. 了解上颌中切牙各部位的数值(表 17-1，图 17-1)

表 17-1　上颌中切牙各部位尺寸　(单位：mm)

冠长	根长	冠宽	颈宽	冠厚	颈厚	近中颈曲度	远中颈曲度
20	32	16	11	20	18	2	0

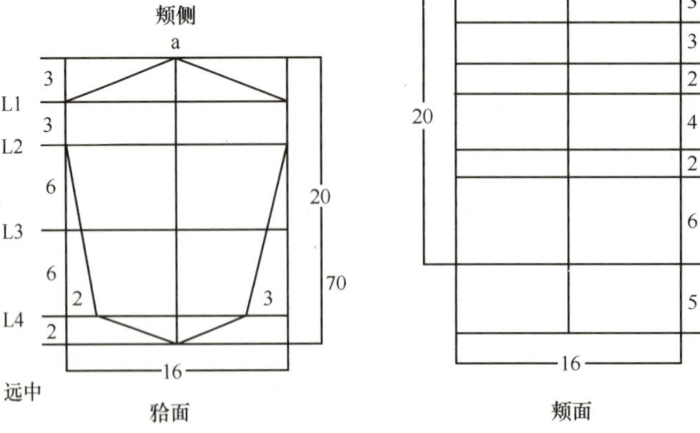

图 17-1　上颌第一前磨牙雕刻示意图(单位：mm)

L1. 颊尖颊斜面厚度线；L2. 𬌗面颊侧边缘标记线；L3. 中央沟标记线；L4. 𬌗面舌侧边缘标记线；L5. 𬌗面三角嵴高度标记线；L6. 牙尖标记线；L7. 邻面收颈线；L8. 颊面最突线；L9. 冠长标记线；L10. 舌面最突线；a. L2 的中线；a1. 颊面中线

3. 雕刻步骤

(1) 第一步：蜡块标记(图 17-2)。将蜡块的四个轴面分别确定为颊面、舌面、近中面、远中面，以及一端为殆面。参照图 17-2 和表 17-1，在蜡块的颊面和殆面绘出上颌第一前磨牙的投影轮廓。

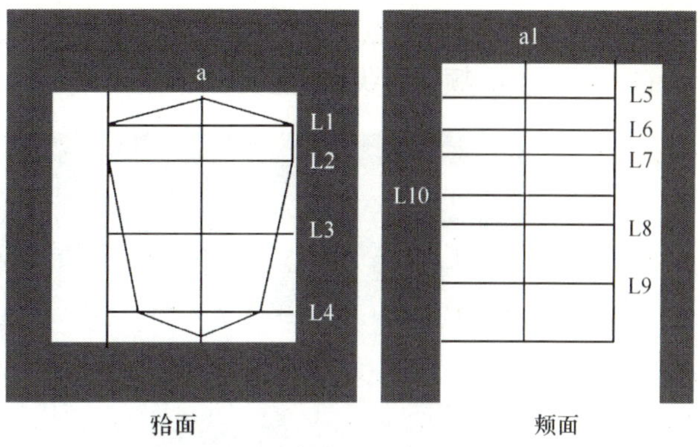

图 17-2　蜡块标记

(2) 第二步：轮廓雕刻(图 17-3)。

1) 颊面雕刻：以颊面上直线 L1 为底边，以颊面上直线 a1 与直线 L8 的交点 A 为顶点，采用拳握式执刀法在颊面上雕出三角形斜面 1。

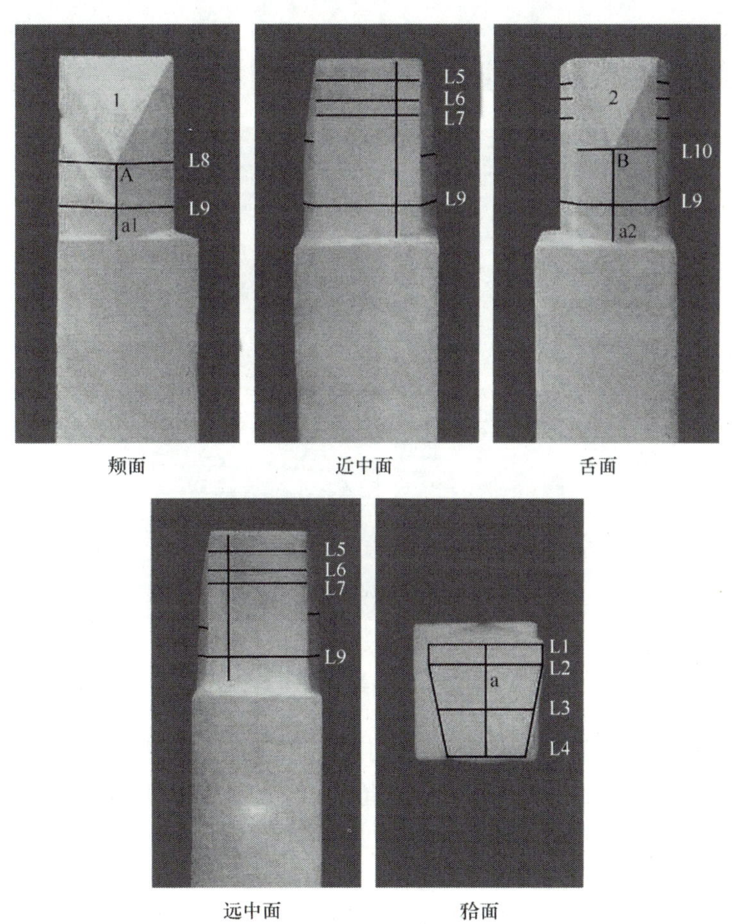

图 17-3　轮廓雕刻

2) 按照所绘图形，去除殆面轮廓线以外的石膏。

注意：为保留所有标记线，应依次先雕刻石膏的近中面、舌面和远中面，然后将颊面所有标记线延伸至各个石膏面后，再雕刻颊面，最后再将各面上的标记线恢复至颊面。

3) 舌面：参照颊面雕刻法，以殆面上直线 L4 为底边，以舌面上直线 a2(舌面中线)与直线 L10 的交点 B 为顶点，在舌面上雕刻出三角形斜面 2。

(3) 第三步：颊、舌尖雕刻及收颈(图 17-4)。

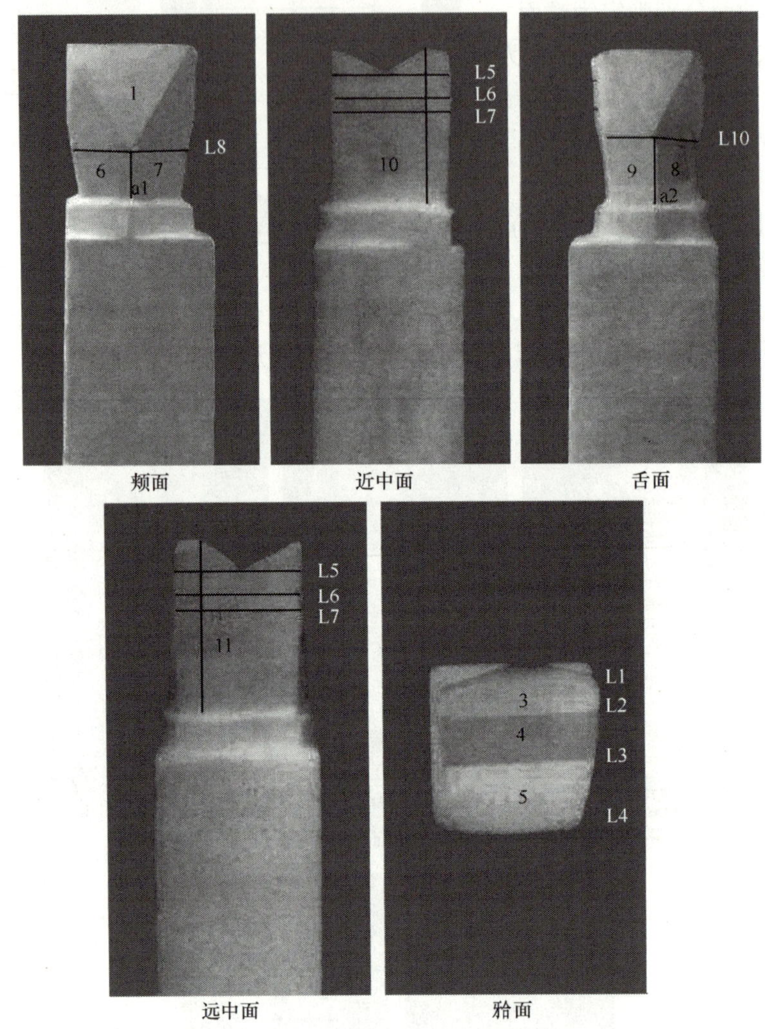

图 17-4　颊、舌尖雕刻

1) 颊、舌尖殆面形态雕刻：从直线 L2 向直线 L3 雕刻，深度为 3mm，形成斜面 4，同时形成直线 L1 与 L2 之间的平面 3，同样从直线 L4 向直线 L3 雕刻形成斜面 5。

2) 收颈：①颊面，从直线 L8 向直线 L9 雕刻，在直线 L9 处形成约 1mm 深的平台，同时形成以中轴线 al 为交界的斜面 6 和斜面 7。②舌面，从直线 L10 向直线 L9 雕刻，在直线 L9 处形成约 1mm 深的平台，同时形成以中轴线 a2 为交界的斜面 8 和斜面 9。③邻面，分别在近中面和远中面从直线 L7 向直线 L9 雕刻，在直线 L9 处形成约 2mm 深的平台，同时分别形成斜面 10 和斜面 11。

注意：后牙收颈时，颊、舌面收颈量为冠厚与颈厚差值的 1/2，近、远中面收颈量为冠宽与颈宽差值的 1/2。

(4) 第四步：颊、舌面雕刻(图 17-5)。

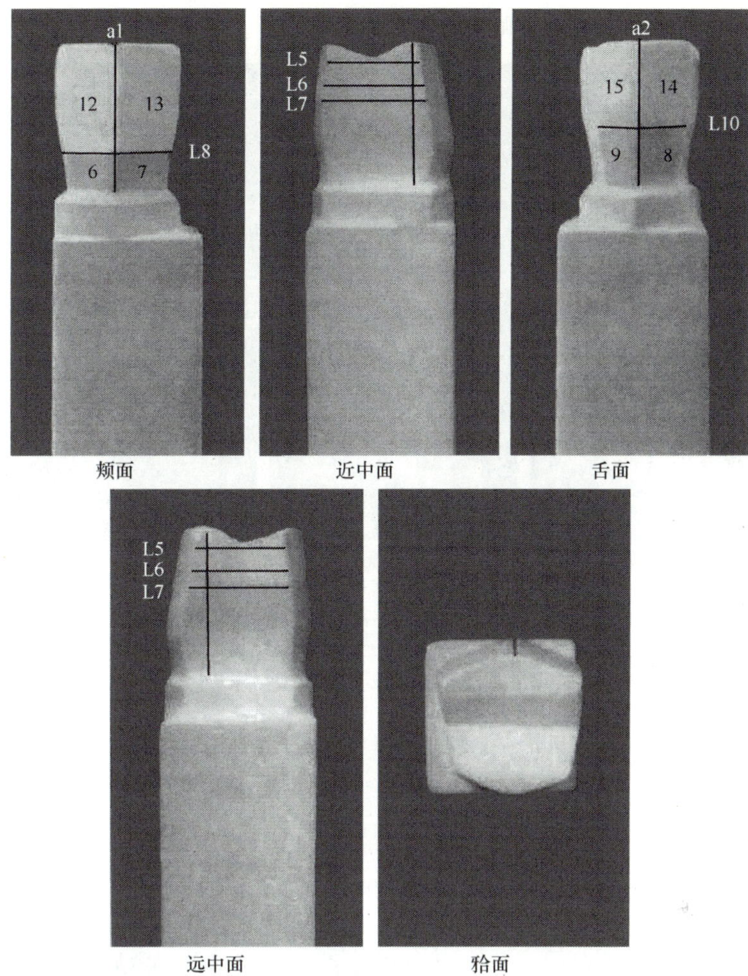

图 17-5　颊舌面雕刻

1) 颊面：先在颊面 1 上画出中轴线 a1(即为颊嵴所在部位)，采用拳握式执刀法分别在颊嵴的近中和远中自直线 L8 向𬌗面方向雕刻，形成斜面 12 和斜面 13，分别代表近中颊斜面和远中颊斜面，并相交于颊嵴。

注意：①颊嵴所在部位的石膏应全部保留。②所雕除石膏范围在邻面不得超出直线 L2 在邻面上的延伸线。

2) 舌面：参照颊面的雕刻方法，在舌面最突线 L10 的𬌗侧雕出近中舌斜面 14、远中舌斜面 15，同时形成舌嵴。

(5) 第五步：钝化线角与牙颈线雕刻(图 17-6)。

1) 钝化线角：①去除台阶，顺牙体长轴方向去除直线 L9(台阶处)以下多余的石膏。②邻面收𬌗，用拳握式执刀法在近、远中面收颈线 L7 与𬌗面之间去除少量石膏。③圆钝，基本形成上颌第一前磨牙的外形。

注意：①A、B 两点(A 点为颊面中轴线 a1 与颊面最突线 L8 的交点，B 点为舌面中轴线 a2 与舌面最突线 L10 的交点)分别为颊侧和舌侧外形最高点，确定牙冠的最大颊舌径，故该部不应去除。②雕刻舌尖时舌尖顶部和远中可适当多去除，使舌尖低于颊尖并偏近中。

③舌面较颊面圆钝，故舌嵴相对颊嵴不明显。

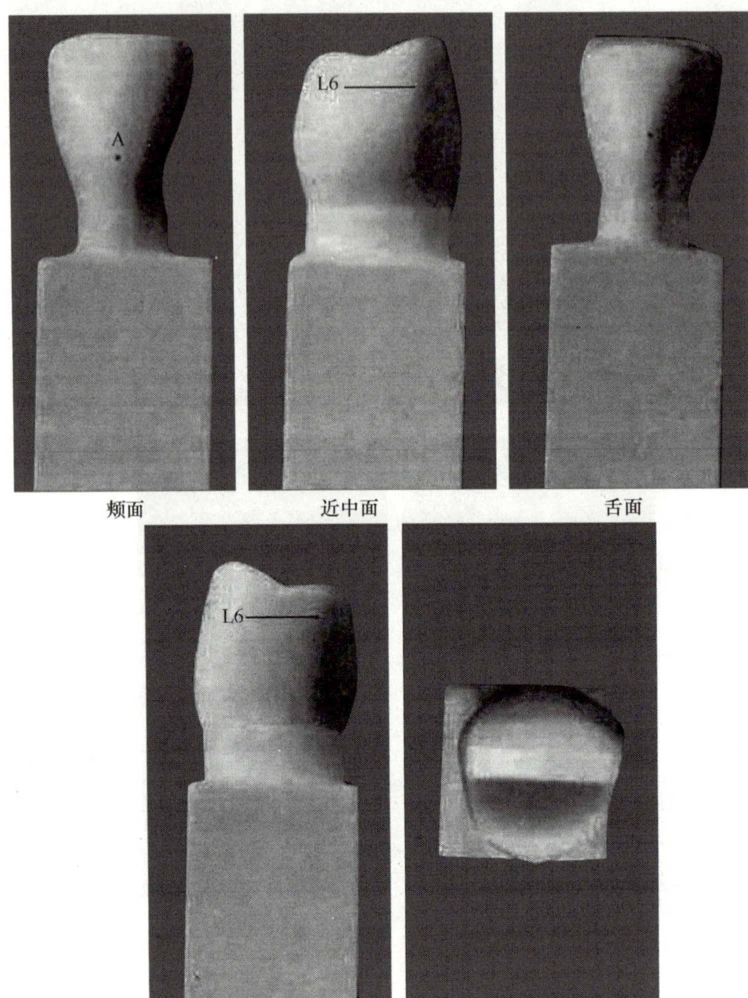

图 17-6　钝化线角及颈线雕刻

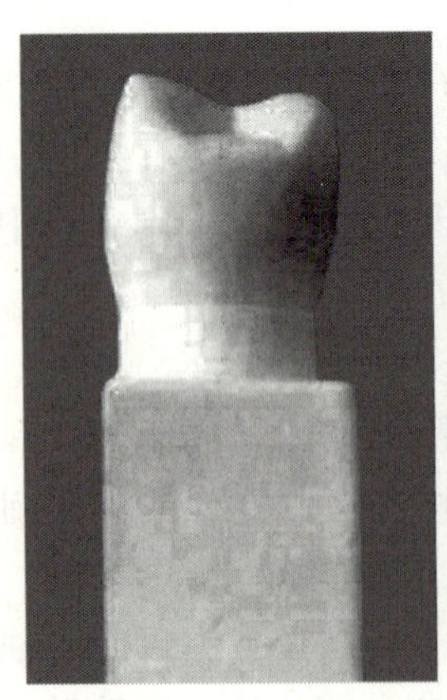

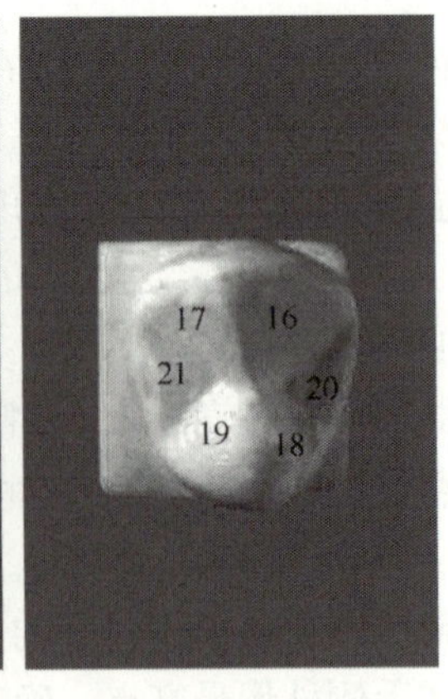

图 17-7　颊、舌尖的雕刻

2) 牙颈线：雕刻方法同切牙相应步骤。

注意：后牙牙颈线在近、远中面上的突度明显小于前牙，一般为 1~2mm。

(6) 第六步：牙尖雕刻(图 17-7)。

1) 标记：在殆面上标记出颊、舌尖三角嵴的位置，注意体现颊尖偏远中、舌尖偏近中的外形特点。

2) 牙尖殆面结构雕刻：用执笔式执刀法分别雕刻颊尖的近中舌斜面 16 和远中舌斜面 17，以及舌尖的近中颊斜面 18 和远中颊斜面 19。各斜面的深度均不超过直线 L6 所在位置。然后在直线 L6 所在位置雕刻出平台 20 和平台 21，即近、远中边缘嵴和点隙所在位置。

这一步是雕刻𬌗面边缘嵴及点隙的重要步骤，在今后后牙𬌗面雕刻过程中会经常用到。先雕刻平台是因为：①边缘嵴的高度应低于牙尖顶；②点隙的雕刻方法比较特殊，在平台的基础上雕刻稍微容易一些。

(7) 第七步：细节雕刻。

1) 点隙、窝沟与边缘嵴：①先在平台 20 上标记出近中边缘嵴的位置，采用执笔式执刀法沿所画曲线范围去除一部分蜡，形成三角形凹陷，即近中点隙，其最深处约 1mm。同时形成近中边缘嵴的𬌗侧斜面；②用同样的方法在平台 21 处形成近、远中点隙和远中边缘嵴；③顺各牙尖斜面走行方向连接近、远中点隙理出中央沟；④在近、远中边缘嵴与𬌗面各牙尖斜面之间，整理出近颊沟、远颊沟以及近舌沟和远舌沟。

2) 𬌗面副沟的雕刻以清晰、自然为主。

3) 颊面发育沟与釉质横纹雕刻方法同尖牙相应步骤。

注意：①近中颊斜面的发育沟较远中颊斜面明显。②边缘嵴走行方向应与相应邻面方向一致，厚度为 1~2mm。

(8) 第八步：完成。

【作业】

(1) 绘制前磨牙各面的外形。

(2) 雕刻上颌第一前磨牙。

【思考题】

(1) 上颌第一前磨牙和上颌第二前磨牙对比，解剖特点有什么差别？

(2) 下颌第一前磨牙和下颌第二前磨牙相比，解剖特点有什么差别？

(3) 上颌前磨牙和下颌前磨牙的解剖形态有哪些区别？

(4) 上颌前磨牙拔除时要注意和上颌窦的关系，请问具体如何？

(5) 颏孔的位置和下颌前磨牙有什么关系？

(6) 前磨牙拔除时，应该怎样用力？

实验十八 下颌磨牙的雕刻

【目的和要求】

(1) 通过对磨牙牙体外形的临摹，帮助熟悉和掌握磨牙的解剖形态及其生理特点。

(2) 对下颌第一磨牙的雕刻，熟悉磨牙雕刻的方法与步骤以及操作技术和工具的正确使用。

【实验内容】

(1) 观看老师的雕牙示教和讲解。

(2) 临摹上颌第一磨牙和下颌第一磨牙的外形。

(3) 雕刻下颌第一磨牙。

【实验用品】

红蜡块、模型牙、雕刻刀、直尺、铅笔、垫板。

【方法和步骤】

1. 下颌第一磨牙外形特点 磨牙组位于前磨牙之后，共 12 颗；牙冠立方体形；牙根 2~3 根；𬌗面有 4~5 个牙尖；体积大小依次为：第一磨牙 > 第二磨牙 > 第三磨牙；功能：咀嚼、磨碎食物；第三磨牙变异较大，甚至缺失。

其中下颌第一磨牙的外形特点如下。

(1) 颊面特征：梯形；近远中径 > 𬌗颈径；可见近颊尖、远颊尖和远中尖；颊沟和远中颊沟；外形高点颈 1/3。

(2) 舌面特征：梯形、小于颊面而光滑圆突；近舌尖略 > 远舌尖；舌沟通过颊舌二尖；外形高点在中 1/3。

(3) 邻面特征：四边形；牙冠倾向舌侧；颊尖圆钝而略低于舌尖；近中面略大于远中面；近中接触区：近𬌗缘偏颊侧；远中接触区：近𬌗缘中 1/3。

(4) 𬌗面特征：有 5 个尖；远中尖最小；远颊尖三角嵴最长、远中尖三角嵴最短；中央窝位于𬌗面远中。

(5) 牙根特征：多为近远中双根，近中根的近远中及远中根的近中面有长形凹陷；近中根大于远中根；有时可见细小而弯曲的远中舌根。

2. 了解下颌磨牙各部位的数值(表 18-1，图 18-1)。

表 18-1 下颌第一磨牙雕刻参数 (单位：mm)

根长	冠长	冠宽	颈宽	冠厚	颈厚	舌宽近中差	舌宽远中差
30	19	24	19	21	19	1	2

3. 雕刻步骤

(1) 第一步：蜡块标记(图 18-2)。

在蜡块上分别分别标记颊面、舌面、近中面、远中面以及𬌗面。参照图 18-1 和表 18-1，在蜡块的颊面和𬌗面绘出下颌第一磨牙的标记线。

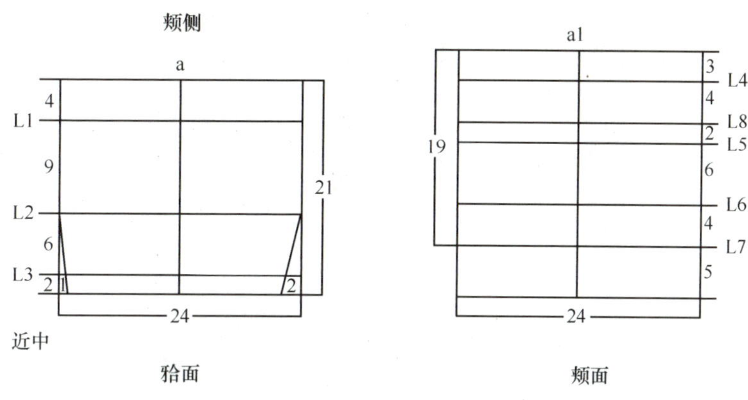

图 18-1　下颌第一磨牙雕刻示意图(单位：mm)

L1. 殆面颊侧边缘标记线；L2. 中央沟标记线；L3. 殆面舌侧边缘标记线；L4. 牙尖标记线；L5. 邻面收颈线；L6. 颊侧最突线；L7. 冠长标记线；L8. 舌面最突线；a. L2 的平分线；a1. 颊面中轴线

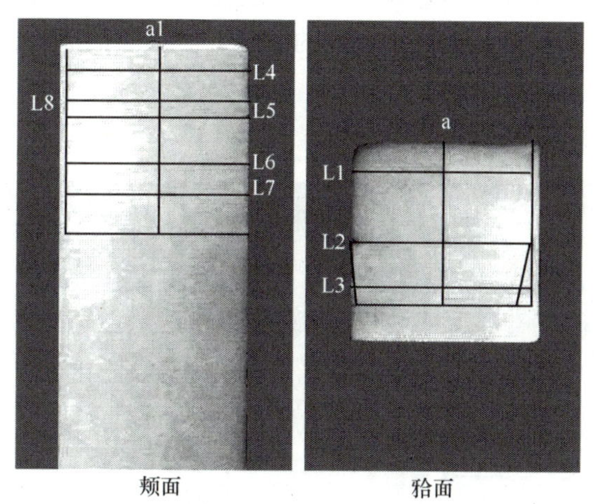

图 18-2　雕刻标记

(2) 第二步：轮廓雕刻(图 18-3)。

1) 殆面雕刻：参照其他后牙雕刻方法，去除轮廓线以外的蜡，注意保留所有标记线。

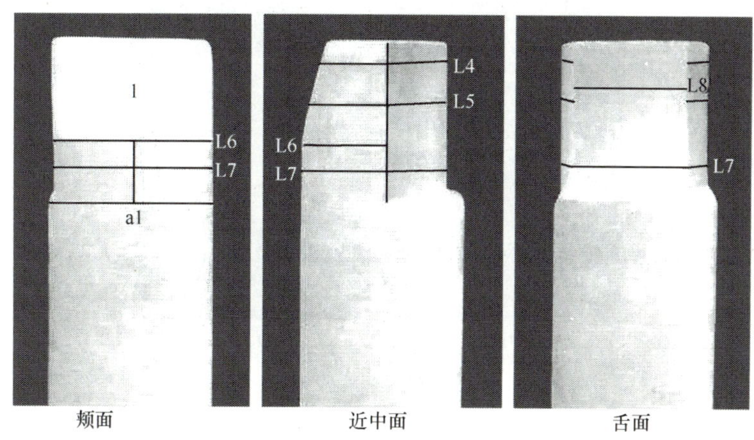

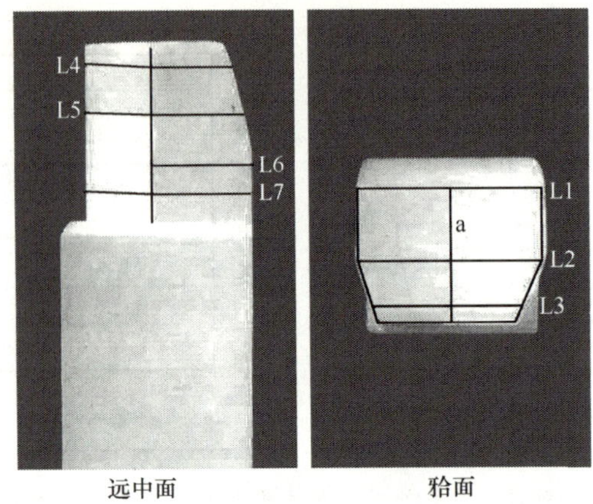

图 18-3　轮廓雕刻

2) 颊面雕刻：在近中邻面上从直线 L1 所在位置至直线 L6 所在位置画出一条斜线，即颊面外形轮廓，然后用工作刀去除斜线以外的石膏，使颊面形成一自直线 L6 至直线 L1 的斜面。

(3) 第三步：殆面雕刻及收颈(图 18-4)。

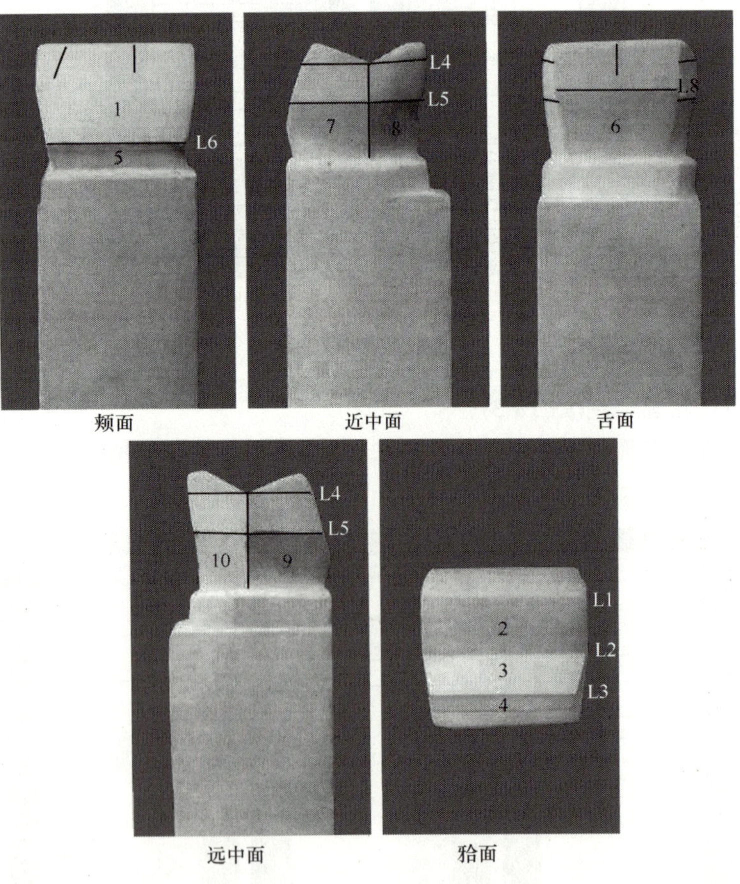

图 18-4　殆面雕刻及收颈

1) 𬌗面雕刻：从直线 L1 向直线 L2 雕刻，深度为 3mm 形成斜面 2；从直线 L3 至直线 L2 雕刻，形成斜面 3，同时形成平面 4。

2) 收颈：①颊面，从直线 L6 向直线 L7 雕刻，在直线 L7 处形成约 1mm 深的平台，同时形成斜面 5。②舌面，从直线 L8 向直线 L7 雕刻，在舌侧直线 L7 处形成约 1mm 深的平台，同时形成斜面 6。③邻面，从直线 L5 向直线 L7 雕刻，分别在近中面和远中面直线 L7 处形成约 2mm 深的平台，同时形成以 L2 的邻面延伸线为交界的近中斜面 7 和斜面 8 以及远中面斜面 9 和斜面 10。

3) 颊、舌面结构标记：在颊舌面分别标记出颊沟、近中颊沟、舌沟的位置，颊沟、远颊沟分别在颊面 2/5、4/5 处，舌沟在舌面中央，颊沟和舌沟较垂直，远颊沟偏向远中走行。

(4) 第四步：颊、舌面雕刻(图 18-5)。

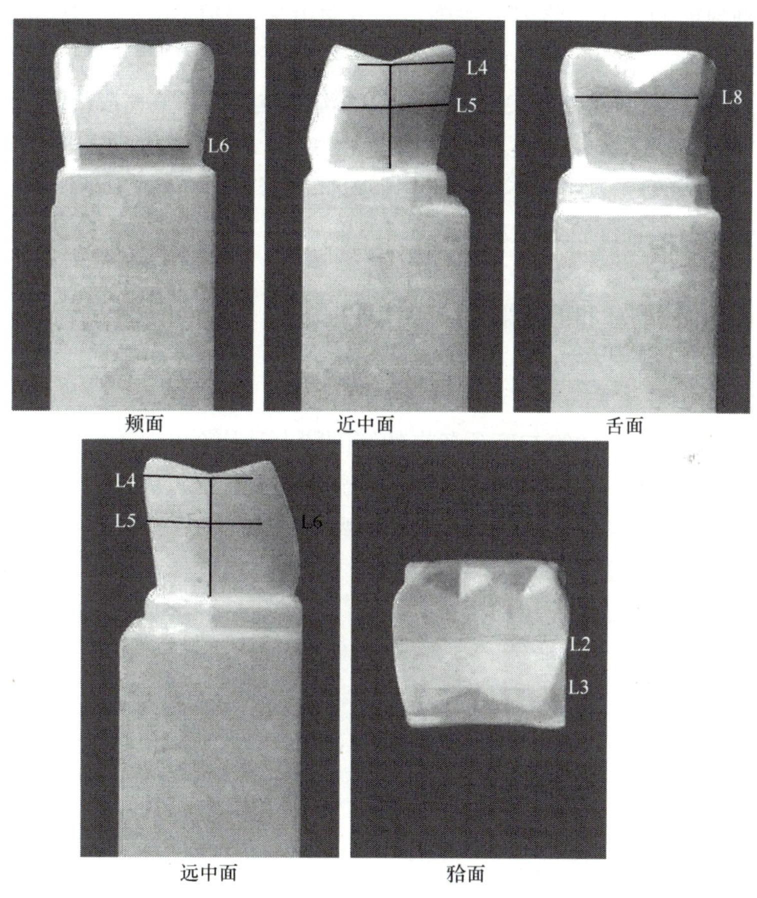

图 18-5　颊舌面雕刻

1) 颊沟雕刻：按照标记的颊沟、远颊沟，采用执笔式执刀法在颊面雕刻出近颊尖的远中颊斜面、远颊尖的近中和远中颊斜面、远中尖的近中颊斜面。沟深约为 2mm，长度不超过中 1/3。

2) 舌沟雕刻：按照标记的舌沟，用同样的方法在舌面雕刻出近舌尖的远中舌斜面、远舌尖的近中舌斜面。沟深约 2mm，较颊沟短浅。

(5) 第五步：钝化线角。

同前磨牙雕刻，使颊尖较圆钝，颊面外形高点位于 L6 与 a1 交界处(即颈 1/3 处)，舌面外形高点位于 L8 与中线交界处(即中 1/3 处)；同时近远中面收颈线 L5 以上适当收殆，并雕刻出牙颈线，使舌面略小于颊面，远中面较近中面略小且突出。

(6) 第六步：殆面雕刻。

1) 确定牙尖和发育沟位置：首先用铅笔标记 5 个牙尖顶的位置，画出发育沟走行方向及三角嵴的标志线。注意颊尖接近中线，舌尖接近舌侧边缘，远中尖位于颊面和远中面的交角线上，颊沟位于中线的稍近中，舌沟接近中线处。

2) 雕刻牙尖：由于牙尖的顶端由四嵴会合而成，嵴又是两斜面相交而成，所以只要把斜面雕刻出来，嵴就自然形成了。因此先进行斜面的雕刻。应结合外形，逐个牙尖依次进行雕刻。先看准斜面的方向，将刀刃按确定的方向由牙尖顶向下方刻切，依次刻完每个牙尖的斜面。

3) 雕刻发育沟：根据雕刻牙尖时初步形成的沟的位置，修整完成殆面 5 条主要的发育沟。注意沟的深度，勿太深或太浅。

4) 完成：殆面雕刻：参照标本模型，用雕刀仔细修改殆面的尖、窝、沟、嵴形状，使相交的棱角圆钝，殆面各部位光滑。

【作业】

(1) 绘制上颌第一磨牙和下颌第一磨牙各面的外形。

(2) 雕刻下颌第一磨牙。

【思考题】

(1) 上颌第一磨牙和上颌第二磨牙各自的解剖特点是什么?

(2) 下颌第一磨牙和下颌第二磨牙各自的解剖特点是什么?

(3) 上颌磨牙和下颌磨牙在解剖特点上有哪些区别?

(4) 殆面雕刻的特点是什么?

(5) 如何确定每个牙尖的大小和位置?

实验十九　𬌗面滴蜡塑形

【目的和要求】

滴蜡塑形又称堆塑，是通过加蜡的方法形成𬌗面形态的一种技术。本实验通过对前磨牙和磨牙的𬌗面滴蜡塑形，掌握前磨牙和磨牙𬌗面牙尖的形态特点，更有效地学习牙体解剖形态，明确形态与功能的关系。

【实验内容】

(1) 𬌗面滴蜡塑形的基本方法。

(2) 上颌第一前磨牙𬌗面滴蜡塑形(自学)。

(3) 上颌第一磨牙𬌗面滴蜡塑形。

【实验用品】

上颌牙列石膏模型、嵌体蜡、铅笔、酒精灯、雕刻器。

【方法和步骤】

1. 𬌗面滴蜡塑形的基本方法练习

(1) 线状堆蜡练习：将雕刻器在火上烤热，立即置于蜡上，粘带适量的蜡液，做三角形、方形、圆形、曲线等多种图形的线状堆蜡方法练习。

(2) 直立堆的练习：将雕刻器在火上烤 1 分钟左右，立即置于蜡上并粘带适量的蜡液，然后将雕刻器竖直使蜡缓缓往尖端流，当液态蜡在尖端呈水滴状时，立即置于玻板上，同时轻轻做小圆圈运动，待蜡凝固前移开雕刻器，蜡堆形成，形似圆锥体。

在练习时要注意支点的应用，应适时掌握移开雕刻器的时机，太快蜡堆高度不够，太慢蜡堆尖顶残缺似火山口。

2. 上颌第一前磨牙𬌗面滴蜡塑形

(1) 确定牙尖顶、边缘嵴和三角嵴的位置：在上颌第一前磨牙的石膏牙模型上，均匀削去 𬌗面 2mm 厚度，参考同名牙标本的颌面解剖特点，用红铅笔画出牙尖顶、边缘嵴和三角嵴的位置(图 19-1A)。

(2) 形成牙尖：在所定牙尖位置处，用蜡条直立堆高牙尖，其形态似圆锥体形。一般先堆颊尖后堆舌尖，修去多余部分，形成锥状牙尖(图 19-1B)。

(3) 堆筑边缘嵴：在所定边缘嵴位置上，由颊尖近中边缘开始堆加蜡，然后依次堆加近中、舌侧、远中、远中颊侧边缘，参照同名牙形态修整边缘嵴(图 19-1C)。

(4) 三角嵴的堆加塑性：仔细观察同名牙颊尖三角嵴和舌尖三角嵴的高度、方向、解剖外形后，沿所定三角嵴位置加蜡形成三角嵴，雕刻成形(图 19-1D)。

(5) 窝与沟的形成：用烧热的雕刻器蘸蜡液，让其缓慢流到窝、沟正确位置上。在中央分形成下凹状窝，即中央窝，窝中深处即中央沟，中央沟向近中、远中有近中沟和远中沟，沟的近中和远中有小窝。参照同名牙窝、沟的走行方向，修整完成中央沟、近中沟、远中沟、近中窝和远中窝(图 19-1E)。

(6) 修整完成：用蜡堆加颊面、舌面、近中面、远中面，参考同名牙的形态特点，完成各面的外形雕刻。

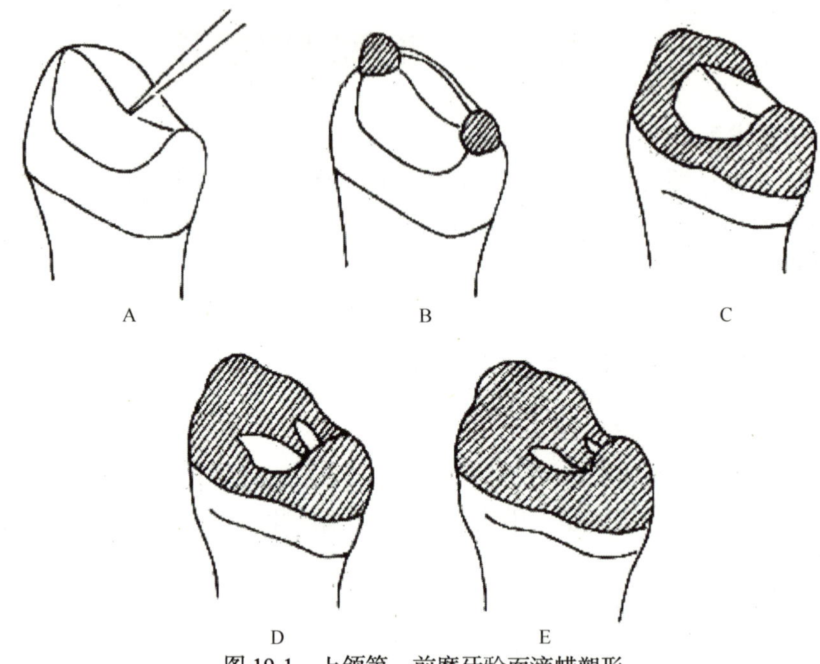

图 19-1　上颌第一前磨牙殆面滴蜡塑形

A. 确定牙尖顶,边缘嵴,三角嵴位置；B. 加出牙尖；C. 堆筑边缘嵴；D. 加出三角嵴；E. 形成窝与沟

3. 上颌第一磨牙殆面滴蜡塑形

(1) 确定牙尖顶、边缘嵴和三角嵴的位置：在上颌第一磨牙的石膏牙模型上，均匀削去殆面 2mm 厚度，参考同名牙标本的殆面解剖特点，用红铅笔画出牙尖顶、边缘嵴和三角嵴的位置(图 19-2A)。

(2) 形成牙尖：在所定牙尖位置处，用蜡条直立堆高牙尖，形似圆锥体。堆尖的顺序是：近中颊尖、远中颊尖、近中舌尖、远中舌尖。蜡堆完成后，检查位置、高度是否合适，添加或修整多余部分，完成牙尖的形态(图 19-2B)。

(3) 堆塑边缘嵴；方法与前磨牙的堆筑法相似，沿所定边缘嵴位置，从近中颊尖的近中边缘嵴开始，然后依次堆加近中、舌侧、远中、远中颊侧边缘，最终与起点会合。参照同名牙边缘嵴形态修整完成其外形(图 19-2C)。

(4) 堆塑三角嵴和斜嵴：仔细观察同名牙颊舌尖三角嵴的高度、方向(尤其是斜嵴的走行方向)和解剖外形，从尖顶开始沿所画三角嵴方向、位置向窝的方向加蜡形成三角嵴，添加或修整多余部分，完成三角嵴和斜嵴的堆塑(图 19-2D)。

(5) 形成窝与沟：用烧热的雕刻器蘸蜡液，让其缓慢流到窝、沟正确位置上。在中央部分下凹形成中央窝，近中和远中下凹部分形成近中窝和远中窝。参照同名牙窝、沟的走行方向，修整完成颊沟、远舌沟、近中沟和远中沟的外形，在完成沟的雕刻时，注意勿伤及斜嵴(图 19-2E)。

(6) 修整完成。甩蜡堆颊面、舌面、近中面、远中面，参考同名牙的形态特点，完成各面的外形雕刻(图 19-2F)。

4. 注意事项

(1) 在正确使用雕刻器加蜡、堆蜡、修整蜡型时，应注意支点的应用。

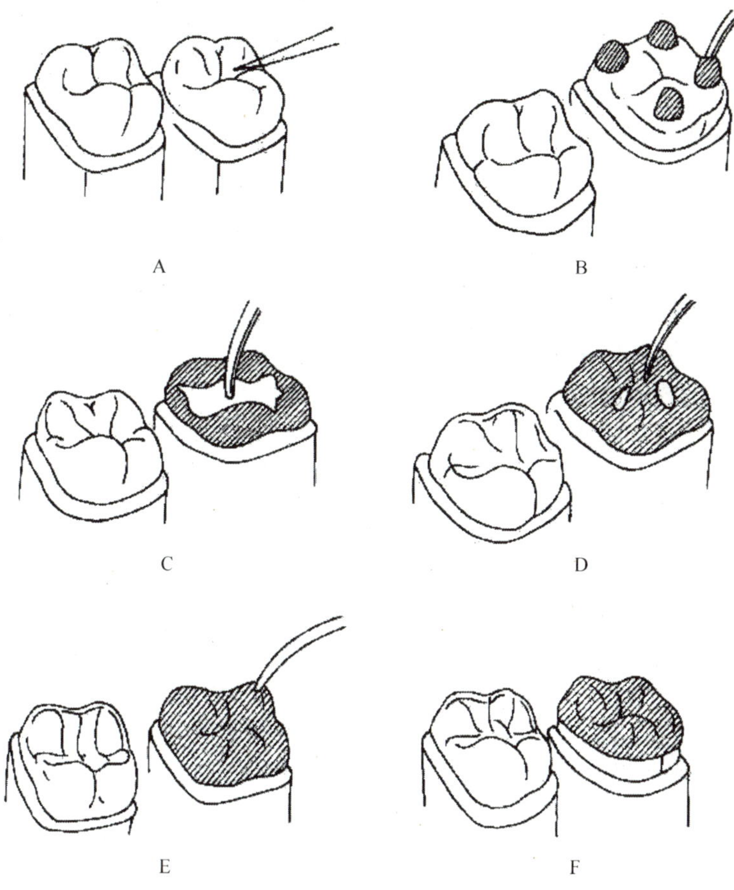

图 19-2　上颌第一磨牙殆面滴蜡塑形

A. 确定牙尖顶,边缘嵴,三角嵴位置；B. 加出牙尖；C. 堆筑边缘嵴；D. 加出三角嵴；E. 形成窝与沟；F. 修整完成

(2) 在石膏板上反复练习，熟悉以后再在石膏模型上操作。

【作业】

在石膏牙列上完成上颌第一磨牙的堆塑。

【思考题】

(1) 殆面滴蜡塑形的要点是什么?

(2) 上颌第一前磨牙的殆面特征是什么?

(3) 上颌第一磨牙的殆面特征是什么?

实验二十　髓腔形态观察与绘制

【目的和要求】

(1) 通过对各种离体牙髓腔标本的观察和描绘，熟悉髓腔的形态特征，掌握髓室与牙冠、根管与牙根的关系。

(2) 了解髓腔的几种观察方法，并掌握髓腔磨片的制作步骤和方法。

【实验内容】

(1) 观察离体牙髓腔标本。

(2) 制备和观察离体牙髓腔磨片。

(3) 描绘上颌中切牙的髓腔形态。

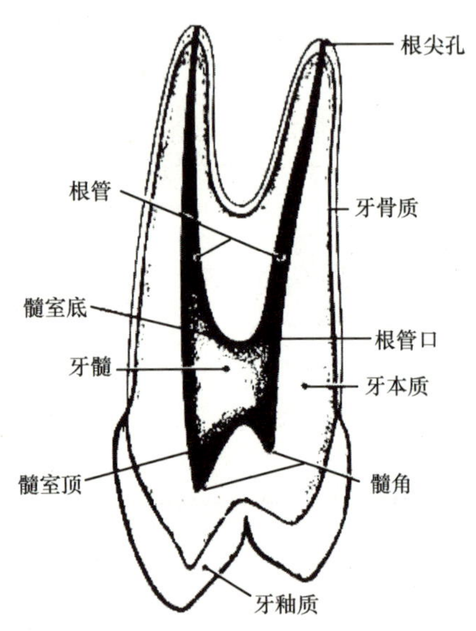

图 20-1　髓腔解剖标志

【实验用品】

全套恒牙髓腔剖面标本、离体牙标本、铅笔、电机、磨石。

【方法和步骤】

1. 认识髓腔各部分名称(图 20-1)。

2. 离体牙髓腔标本的观察

(1) 讲解观察髓腔的方法

1) 髓腔剖面观察法：比较原始的一种观察方法，仅能观察平面形态。方法：根据需要，将离体牙从近中远中面中线处剖开，观察髓腔正面形态，或从颊面舌面中线处剖开，观察侧面形态，或平牙根颈部、牙根中部横切，观察髓腔的大小、位置与牙外形的关系。

2) 髓腔铸型观察法：是一种可观察髓腔全貌的方法，缺点是破坏了牙体外形，不能与牙体外形结合观察。方法：去除牙髓后用甲基丙烯酸树脂等合成树脂注入髓腔，树脂固化后将牙浸入40%氢氧化钠溶液中，使牙体硬组织溶解，余留下来的即是髓腔的铸型。如果在活体通过血管灌注，可观察髓腔的毛细血管网铸型。

3) 透明标本观察法：是一种可观察到髓腔立体形态的方法。方法：向髓腔内注入墨汁或合成树脂，5%硝酸脱钙，冲洗后乙醇脱水，浸入二甲苯溶液中透明，最后放入松节油中保存、观察。

4) X 线片观察法：拍摄 X 线牙片，观察髓腔平面形态，或通过电脑图像处理软件，进行定量分析。

(2) 观察恒牙髓腔的剖面标本，结合 VCD，讲解各组牙的髓腔解剖形态特点。

1) 上颌前牙髓腔形态特点：一般为单根管，髓室与根管之间没有明显的界限，根管较粗大。其近远中纵剖面上可见近远中髓角突出，唇舌向纵剖面则见髓腔膨大部分在近舌隆突的相应部位。根管在牙颈部的横断面为圆三角形。根管向切端的延伸线位于切缘的唇侧。上颌尖牙在近远中髓角之间有一更为突出韵髓角。尖牙的牙根较长较粗，其根管也较长较粗。

2) 下颌前牙髓腔形态特点：与上前牙相似，但牙体较小，髓腔细小得多。唇舌径大于近远中径。根管延伸线位于切缘舌侧。

3) 上颌前磨牙髓腔形态特点：髓室似立方形，颊舌径大于近远中径。颊舌剖面观，髓室很宽，有两个细而突出的髓角分别伸入颊、舌尖内，根管向根尖方向逐渐缩小，分为颊侧和舌侧两个根管。根分歧的部位比较接近根尖1/3部，一般从窝洞口很难见到或探及髓室底。颈部横切面观，髓腔呈细长的肾形或椭圆形。上颌第一前磨牙多为2个根管，上颌第二前磨牙可为1个根管，也可能为2个根管。

4) 下颌前磨牙髓腔形态特点：颊舌切面观，髓腔和根管的颊舌径较大，颊舌髓角突入颊舌牙尖内，颊侧髓角较舌侧髓角高。大多为1个粗大较直的根管，有时可为2个根管。牙颈部横切面观，根管多为圆形或卵圆形。

5) 上颌磨牙髓腔形态特点：颊舌面观，髓室形态与牙体外形相似，颊舌径很宽，有髓角突入相应牙尖内，其中近中颊髓角最高。髓室顶凹向下，髓室底呈圆形，易发现。颊侧根有近中和远中2个根管，根管口距离较近，腭侧根有1个粗大的根管。上颌第一磨牙牙颈部横切面可见髓室底上有3~4个根管口，排列呈颊舌径长、近远中径短的四边形或三角形，近颊根管为双管型或单双管型者共占63%。上颌第二磨牙可能出现2个颊根融合为1个较粗大的颊根，近颊根管为双管型或单双管型者共约占30%，根管也合为1个根管。上颌第三磨牙的变异更多，大部分融合为1个根管。

6) 下颌磨牙髓腔形态特点：下颌磨牙髓腔的近远中径明显大于颊舌径。近中髓角高于远中髓角，舌侧髓角高于颊侧髓角。髓室顶距髓室底较近。一般有2个根管，近中根有颊、舌2个根管，远中根多为1个粗大根管。下颌第一磨牙髓室底上可见有2~4个根管口，近中根管为双管型或单双管型者共占87%，远中根管为双管型或单双管型者占40%。下颌第二磨牙近中根管为双管型或单双管型者共占64%。远中根管为双管型或单双管型者共占18%。下颌第三磨牙的髓腔多有变异，有的为1个融合根管。

(3) 观察乳牙髓腔的剖面标本、透明标本，讲解乳牙的髓腔解剖形态特点。

乳牙髓腔形态与恒牙相似，其大小和持点与乳牙的外形一致。乳牙髓腔的特点是髓腔大，髓室壁薄，髓角高，根管粗，根尖孔大。乳前牙的髓室与牙冠外形一致，多为单根管。乳磨牙髓室一般较大，近中髓角较高，一般为三根管。上颌乳磨牙有2个颊侧根管，1个腭侧根管，下颌乳磨牙有2个近中根管颌1个远中根管。乳磨牙根分叉较大而且微弯曲，根管也相应弯曲。

3. 离体牙髓腔磨片的制备和观察

(1) 根据离体牙的不同，确定磨片的剖开方向。磨牙在近中根处做颊舌切面观，前磨牙做颊舌切面观，前牙做近远中切面观。

(2) 根据离体牙的外形，确定中线，平分整个牙体，铅笔标记。

(3) 用钻针(涡轮机)沿中线剖开牙体。

(4) 将剖面磨光、观察。

4. 描绘上颌中切牙的髓腔形态

(1) 绘制近远中剖面髓腔形态：熟悉上颌中切牙髓腔形态(图20-2)，根据冠长(10.5mm)、根长(13.0mm)用铅笔画a、b、c三条平行线，ab=10.5mm。bc=13.0mm，过三条线做垂线d，以d为中线，根据牙冠近远中径(8.5mm)、牙颈近远中径(7.0mm)分别做冠宽线和径宽线(图

20-3A)。注意唇面颈缘曲线不超过冠长 1/3(图 20-3A 虚线)。

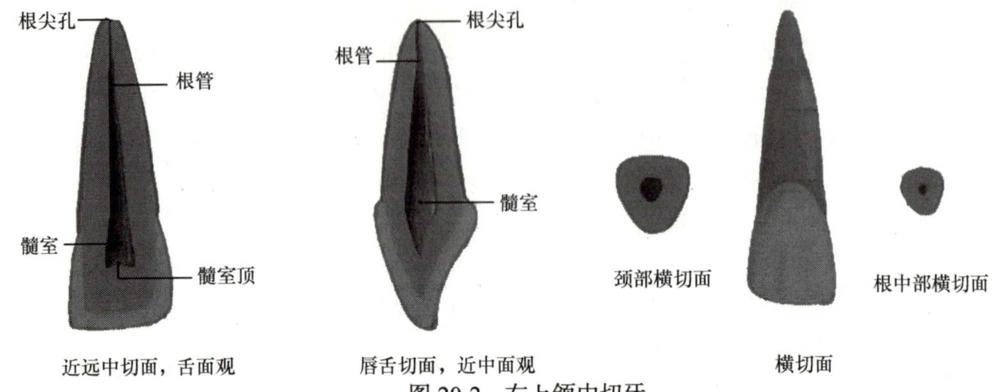

图 20-2 右上颌中切牙

在图 20-3A 的基础上，根据上颌中切牙唇面冠根外形特点，画出唇面冠根外形轮廓(图 20-3B)。

根据冠观察的上颌中切牙近远中剖面髓腔形态特点髓腔与牙体外形的关系，画出近远中剖面髓腔形态。要求髓室顶最宽部位于牙冠中部，并且向根尖逐渐变细(图 20-3C)。

对照标本检查并修改，完成上颌中切牙近远中剖面髓腔形态(图 20-3D)。

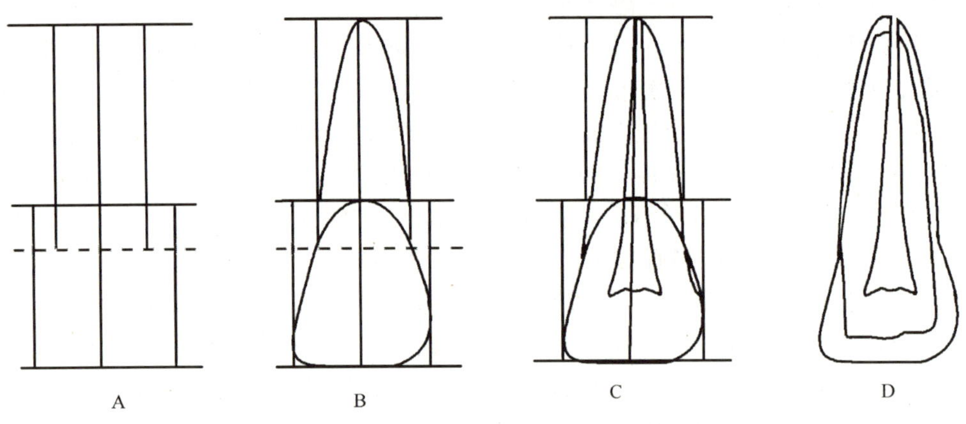

图 20-3 上颌中切牙近远中剖面髓腔形态

A. 画线；B. 画外形轮廓；C. 画髓腔形态；D. 修改完成

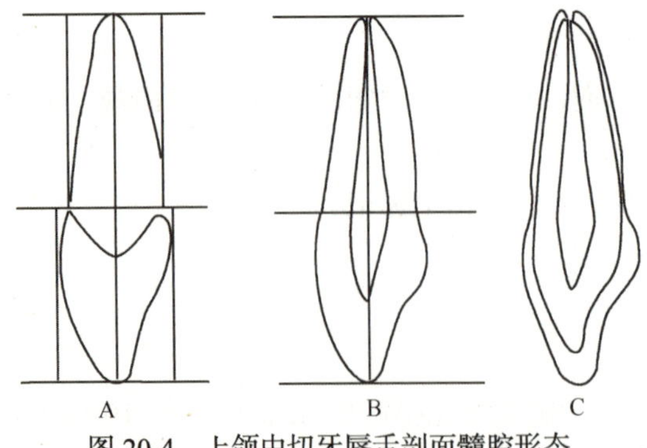

图 20-4 上颌中切牙唇舌剖面髓腔形态

A. 画外形轮廓；B. 画髓腔形态；C. 修改完成

(2) 绘制唇舌剖面髓腔形态：用上述方法首先画出 a、b、c 三条横线，然后根据唇舌径(7.0mm)、牙颈唇舌径(6.0mm)分别画出牙冠和颈根的唇舌向宽度，再根据上颌中切牙邻面外形特点，画出邻面冠根外形轮廓(图 20-4A)。

根据上颌中切牙唇舌剖面髓腔形态特点，髓腔与牙体外形关系画出唇舌剖面髓腔形态。要求髓腔最宽处位于颈部，髓腔分别向切端和根尖方向逐渐变细(图

20-4B)。对照标本修改完成(图 20-4C)。

(3) 绘制颈部剖面图：根据牙颈近远中径(7mm)、牙颈唇舌径(6mm)画一长方形(图 20-5)，并作出相互垂直的两条中线，然后根据观察的上颌中切牙颈部横剖面的髓腔和牙根外形，画出颈部横剖面髓腔和根部外形。

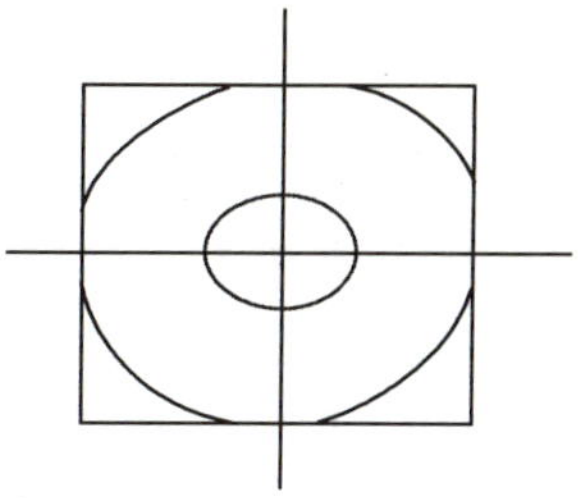

图 20-5　上颌中切牙颈部剖面髓腔形态

【作业】

(1) 练习制备髓腔磨片一个。

(2) 临摹上颌中切牙髓腔。

【思考题】

(1) 恒前牙各个剖面的髓腔有何特点？前牙髓腔形态与牙体外形有何关系？

(2) 恒前磨牙各个剖面的髓腔有何特点？

(3) 恒磨牙各个剖面的髓腔有何特点？髓腔形态与牙体外形的关系？

(4) 多根牙与单根牙的髓腔形态有何不同？

(5) 髓腔的组成与结构。髓腔的增龄性变化有何特点？

(6) 乳牙髓腔和恒牙髓腔的异同点？

(7) 髓腔、侧支根管、根尖的概念是什么？

实验二十一　𬌗型观察

【目的和要求】

通过对同学的相互检查，了解牙列的形态，掌握牙尖交错𬌗、牙尖交错位、后退接触位、下颌姿势位、覆𬌗、覆盖等概念与意义。

【实验内容】

口腔检查与𬌗型观察。

【实验用品】

口腔治疗盘、镊子、口镜、探针、卡尺、咬合纸。

【方法和步骤】

每 2 人一组，根据检查表内容，互相检查。

1. 检查牙尖交错𬌗　牙尖交错𬌗是指上下牙弓𬌗面接触最广，牙尖相互交错的位置。

(1) 测量前牙的覆𬌗：测量上颌中切牙盖过下颌中切牙唇面的垂直距离。

(2) 测量前牙的覆盖：测量上颌中切牙切缘到下颌中切牙唇面的水平距离。

(3) 检查第一磨牙的𬌗关系：上颌第一磨牙近中颊尖正对下颌第一磨牙的颊沟，上颌第一磨牙的近中舌尖位于下颌第一磨牙的中央窝内，此为中性𬌗；如上颌第一磨牙近中颊尖咬合在下颌第一磨牙颊沟的远中，此为近中错𬌗；如上颌第一磨牙近中颊尖咬合在下颌第一磨牙颊沟的近中，此为远中错𬌗。

2. 检查颌位

(1) 牙尖交错位：又称牙位，观察颌位是否位于正中。

(2) 下颌后退接触位：观察颌位是否位于正中，与牙尖交错位是否一致。

(3) 下颌姿势位：观察颌位是否位于正中，测量止于𬌗间隙。

3. 咬合检查　做前伸咬合运动和左右侧咬合运动，检查运动时的接触牙。

【作业】

将检查结果填写在检查表内（表 21-1）。根据全班同学的检查结果，进行统计分析。

表 21-1　牙𬌗检查表

咬合检查	覆盖： 覆合： 第一磨牙关系：	
颌位关系	牙尖交错位：	中线(对正、偏斜)
	后退接触位：	中线(对正、偏斜)
	下颌息止颌位：	中线(对正、偏斜)
	息止𬌗间隙：　　　　mm	
	后退接触位与牙尖交错位	(一致、不一致)

【思考题】

(1) 牙尖交错𬌗与正中𬌗的关系。牙尖交错位与正中𬌗位的关系。纵𬌗曲线和横𬌗曲线的概念。

(2) 覆𬌗和覆盖的概念。牙尖交错𬌗和牙尖交错位的标志。下颌后退接触位、下颌姿势位的概念。

实验二十二　咀嚼效率测定

【目的和要求】

通过本次实验，了解咀嚼效率的测定方法和原理，掌握咀嚼效率的定义和意义以及影响咀嚼效率的因素。

【工作原理】

咀嚼效率是指机体在一定时间内，将一定量食物嚼碎的能力。咀嚼效率的测定方法有两种：称重法和吸光度测定法。

1. 称重法　在一定时间内咀嚼一定量的试物，将试物吐出，清洗、烘干、过筛，测定重量，代入公式计算。咀嚼的试物要求吸水量小、有一定硬度，常用的试物为花生米。

咀嚼效率的计算公式为

$$\frac{\text{试物总重}-\text{试物余重}}{\text{试物总重}}\times 100\%$$

2. 吸光度测定法　咀嚼试物为三磷酸腺苷钠(ATP-Na)肠溶片剂。ATP-Na 片剂破碎后溶解，ATP-Na 在紫外波长 259nm 下具有特征性吸收峰，通过紫外分光光度计可测定 ATP-Na 吸光度(Abs)。片剂咀嚼越细，ATP-Na 溶出越多，吸光度值越大。因此，吸光度能正确反映咀嚼效率。

【方法和步骤】

称重法：

(1) 用漱口水将口腔充分含漱干净。

(2) 将花生米 3g 放入口腔，咀嚼 30 秒，记录咀嚼时间。

(3) 将咀嚼后的花生米吐入一烧杯中，反复漱口，漱口水也吐入杯中。

(4) 倒入 1000ml 量筒内，加水至 1000ml，玻璃棒搅拌 1 分钟，静置 2 分钟。

(5) 200 目铜筛过滤，将不能过筛的残渣置于小盘内。

(6) 放入恒温烤箱内，干燥。

(7) 将干燥后的残渣在天平上称重并记录，此为试物余量。

(8) 根据公式计算咀嚼效率，并结合受试者口腔情况，进行分析。

【作业】

运用称重法完成咀嚼效率的测定。

【思考题】

(1) 咀嚼效率的概念与影响因素。

(2) 比较同学之间咀嚼效率的差异，分析引起差异的可能原因。

实验二十三　下颌运动轨迹描记

【目的和要求】

了解下颌运动轨迹描记仪(mandibular kenesiogravh，MKG)的基本工作原理，了解下颌运动的生理和病理学意义。

【实验原理】

MKG 是 20 世纪 70 年代发的一种无接触式下颌运动轨迹描记装置,是根据磁电转换原理设计而成。MKG 主要曲磁钢、附着在面架上的磁敏传感器、示波器等组成。磁钢作为信号源，磁敏传感器将所接收的磁场变化，转换为电信号的强弱。检测时将磁钢固定于下颌中切牙接触点区，将附有磁敏传感器的面架固定于头颅上。由于磁钢周围磁场的强弱与磁钢和磁敏传感器距离的立方成正比，当下颌运动时磁钢也随之移动，各磁敏传感器与磁钢间距离的变化造成了磁场强度的变化，磁敏传感器将磁场强度的变化转换为电信号，电信号经过放大和线性化，在示波器上显示下颌切点在水平、矢状、冠状三个平面上的移动情况，即下颌运动的轨迹。

【实验用品】

下颌运动轨迹描记仪 1 台、干棉球、自凝树脂。

【实验内容】

(1) 讲解 MKG 的结构和工作原理。

(2) 测量下颌边缘运动和自然开闭口运动的轨迹。

【方法和步骤】

(1) 讲解 MKG 的工作原理。

(2) 选择一名同学作为受试者，端坐于专用检查椅，干棉球擦拭受试者下颌中切牙唇面，用自凝树脂将磁钢贴在下颌中切牙唇面，“N”极向受试者左侧，面部中线平分磁钢。磁钢长轴与粭平面平行，其位置以不影响牙尖交错位为准。

(3) 为受试者依次带上眼镜架、磁敏传感器面架和位置指示器。

(4) 嘱受试者在正中粭位咬合，调整传感器陈列位置直至磁钢位于其中央，此时位置指示器上的指示灯熄灭，表示磁钢周围的磁场强度相同。

(5) 调增益开关至 5，方式开关至 X—Y，选择开关至矢状平面/冠状平面，按下显示按钮，可见显示器屏幕出现两个亮点。

(6) 嘱受试者按以下顺序做下颌边缘运动和开闭口运动。

1) 下颌边缘运动矢状面投影：牙尖交错位咬合→下颌前伸至上下切牙对刃最大前伸位开口→闭口至牙尖交错位→后退至下颌后退接触位(正中关系位)→大张口→闭合至牙尖交错位。

2) 下颌边缘运动水平面投影(将选择开关换至速度/水平面)：牙尖交错位咬合→向左做最大左侧粭→回到牙尖交错位→向右做最大右侧粭→回到牙尖交错位→前伸至对刃→最大前伸位→回到牙尖交错位→后退至后退接触位→回到牙尖交错位。

3) 自然开闭口运动 (将选择开关换回至矢状平面/冠状平面)：嘱受试者在牙尖交错位咬合后做自然开闭口运动，闭口终点为牙尖交错位。

【作业】

观看老师示教下颌运动轨迹的记录。

【思考题】

(1) 下颌运功的记录方法有哪些?

(2) 下颌运动的形式和运动范围有哪些?

(3) 下颌运动的制约因素有哪些?

(4) 简述下颌运动轨迹的特点。

实验二十四　𬌗力测试

【目的和要求】

通过测定𬌗力，了解𬌗力测定的原理，掌握𬌗力的概念、意义及其与牙周组织和咀嚼功能的关系。

【实验原理】

𬌗力测定通过𬌗力计进行。现代𬌗力计可分为位移电感式和应变电阻式，分别根据机械杠杆原理和应变电阻原理设计。

位移电感式𬌗力计由咬头、差动式轴向感受器和示波器组成。咬头承受𬌗力后发生轻微位移，轴向感受器感受位移后，输出与轴向位移距离成正比例的电信号，电信号以转换后的数字形式在示波器上显示。

应变电阻式𬌗力计由咬头、放大器和记录仪组成。咬头有应变电阻片构成应变电桥，可将压力变化转变为电信号，经放大器放大后，输出到记录仪上。

【实验内容】

测定受试者最大𬌗力。

【方法和步骤】

选择 1 名同学作为受试者，由老师操作进行测定。

(1) 接通电源，调整仪器。

(2) 首先测定第三磨牙𬌗力，将咬头放入受试者上下颌第三磨牙之间。

(3) 嘱受试者缓慢紧咬，当受试者感觉牙周支持组织出现不适时，记录示波器读数。

(4) 重复测定 3 次，每次测定间隔 1 分钟，以 3 次测定中读数最大值作为最大𬌗力。

(5) 依次测定同侧第一磨牙、第二前磨牙、第一前磨牙、尖牙、侧切牙、中切牙。

(6) 测定对侧牙的𬌗力，测定顺序相同。

(7) 对测定数据进行分析。

【作业】

(1) 观看老师示教𬌗力测试。

(2) 完成实验报告。

【思考题】

(1) 𬌗力测定的意义是什么?

(2) 影响𬌗力的因素包括哪些?

(3) 𬌗力与咀嚼效率的关系如何?

(4) 最大𬌗力和牙周潜力的概念示什么?

实验二十五　上、下颌骨及相关颅骨

【目的和要求】

(1) 掌握上下颌骨、颧骨的结构特点，表面重要骨性标志的位置、内容以及临床意义。

(2) 掌握颅底骨结构特点，有关骨孔、骨裂的位置、内容及临床意义。

(3) 掌握颞下颌关节的骨性组成及结构特点。

【实验用品】

(1) 头颅骨：包括上下颌骨、颧、颅底外面和颅内面。

(2) 颞下颌关节标本。

(3) “口腔解剖生理学”教科书；有关上、下颌骨、颞下颌关节、颧骨、蝶骨及颅底等部分图谱。

【实验内容】

(1) 观察上颌骨一体四突的形态结构。认识上颌体的四个面及上颌窦的特点。明确眶下缘、眶下孔、眶下管、眶下沟、牙槽突、尖牙窝、颧牙槽嵴、上颌结节、后上牙槽孔、鼻道、上颌窦裂孔、翼腭管、腭大孔、鼻腭孔、鼻腭管等的位置、内容及临床意义。了解上后牙根尖与上颌窦的密切关系。

(2) 观察下颌骨体与下颌支的结构特点。认识以下结构的位置和临床意义：颏孔、外斜线、上颏棘和下颏棘、内斜线、下颌舌骨线、舌下腺窝、下颌下腺窝、牙槽缘、下颌下缘、喙突、髁状突、乙状切迹、下颌孔、下颌小舌、下颌隆凸、翼肌粗隆、咬肌粗隆、下颌管、下颌角。

(3) 颧骨体及三突的观察。

(4) 观察组成颞下颌关节的关节面及关节头的结构特点，认识颞下颌关节负重面的所在位置。

(5) 观察颅底有关解剖结构的位置、内容及临床意义。翼突、翼内、外板、翼切迹、锥突、翼突窝、翼突钩、翼突上颌裂、颞下嵴、翼腭窝、圆孔、卵圆孔、棘孔、眶下裂、破裂孔、内耳门、颈静脉孔、舌下神经管、茎突、茎乳突、颞下颌关节窝、乳突、乳突切迹。

【方法和步骤】

(1) 按照实习内容要求，分工对照颅骨及图谱，阅读教科书有关章节，并在标本上寻找解剖相关内容，使所学内容具体化、感性化。

(2) 将观察内容相互讲解，要求边讲边指出其在颅骨的具体位置，加强巩固所学的理论知识。

(3) 最后，画出观察到的上下颌骨、颞下颌关节示意图，并标出解剖名称。

【作业】

完成上、下颌骨的解剖图，并标出解剖名称。

【思考题】

(1) 叙述尖牙窝的结构特点与临床意义。

(2) 叙述上颌骨的位置、形态，与周围骨的关系。

(3) 叙述下颌骨的位置、形态，与周围骨的关系。

(4) 叙述上、下颌骨上重要孔裂的位置、内容及临床意义。

实验二十六　颌面部浅层肌、血管层次结构

【目的和要求】

(1) 掌握面部主要表情肌的位置、分布特点，了解其附着部位及临床意义。

(2) 掌握面部动脉及静脉的走行，了解其分布范围。

(3) 掌握眶下孔及颏孔的位置、内容及临床意义。

【实验内容】

1. 解剖操作部分

(1) 解剖面部浅层部位，观察部分表情肌的附着部位及方向。

(2) 解剖面动脉、面前静脉，观察其走行及分布范围。

2. 标本观察部分

(1) 观察面部主要表情肌的位置及附着特点。

(2) 观察面部面动脉、面前静脉的走行。

(3) 观察眶下孔及颏孔位置、形态及内容。

(4) 观察腮腺位置、外形及腮腺筋膜。

【实验用品】

(1) 头颈部尸体及解剖器械一套。

(2) 标本及图谱：面部表情肌、颌外动脉、面前静脉、眶下及颏下血管、面后静脉。

【方法和步骤】

1. 解剖操作

(1) 做皮肤切口：自鼻根向下沿鼻面沟绕鼻孔和口唇边缘向下至颏部中点，再沿下颌下缘向后至下颌后方上至耳根部。又自鼻根向后绕下睑下缘做切口，经颧弓上方至颞部。切口的深度在面部时到皮下，在下颌下区时切开颈阔肌。在上述的组织层次进行面部皮瓣的翻瓣。在面部的皮瓣应尽量薄剥离，在下颌下区应在颈阔肌与颈深筋膜之间分离。教师介绍翻瓣技巧。

(2) 翻面瓣时观察：在下颌下缘切开颈阔肌并进行翻瓣时注意观察面神经下颌缘支，勿予切断。结合标本，观察其走行、位置、联系手术上的重要性。在口角周围注意口轮匝肌纤维的走行方向。观察三角肌、上唇方肌、下唇方肌等表情肌的位置(结合标本和图片)。

(3) 显露颌外动脉和面前静脉：在咬肌前下角，自后向前分离出面前静脉和颌外动脉。注意面神经下颌缘支在其浅面越过。结合标本观察血管走行。分离到口角水平，注意颌外动脉在口角上方和平口角处分别发出上下唇动脉。结合标本观察血管吻合和走行于唇黏膜下组织位置。联系口唇血管丰富在伤口愈合、手术和侧支循环上的意义。结合观察标本注意面前静脉有一支穿颊脂体与翼静脉丛相通。联系面部感染的蔓延。教师介绍显露及追踪血管的技巧。

(4) 显露眶下孔及颏孔：在眶下缘中点下 0.5~0.8cm，或在鼻端和眼外眦连线的中点处切开肌肉，分离出自眶下孔走出的眶下神经和血管，结合标本和图片观察眶下神经血管走行，联系眶下神经阻滞麻醉和针刺穴位。讨论眶下间隙的位置。

在距中线 2.5~3cm 相当于下颌第一、第二前磨牙下方，切开肌肉，分离出自颏孔的神

经血管。结合标本和图片观察血管神经的走行，联系颏神经阻滞麻醉。

2. 标本观察

(1) 观察面部表情肌的分布与肌纤维方向，联系其各自的功能。

(2) 观察颈外动脉在面部的主要分支，结合其走向了解其分布范围。

【作业】

(1) 请画出面动脉及面前静脉在面部的走行，与面神经下颌缘支的关系，并拉线标出血管及重要毗邻结构名称。

(2) 请画出唇周围肌的解剖图，并拉线标出其名称重要解剖结构。

【思考题】

(1) 颌面部可分几个区？面部软组织有哪些特点？

(2) 面部表情肌的分组以及如何分布？

(3) 口轮匝肌的组成和特点是什么？

(4) 面动脉及面前静脉在面部如何走行?与面神经下颌缘支是什么关系?面前静脉与翼丛有哪些通路?

(5) 唇冠状动脉的特点是什么？

(6) 眶下孔、颏孔、颊脂体有何解剖特点？

(7) 试比较唇、颊部的境界、层次及内容？

实验二十七　颌面部浅层腮腺、导管及面神经

【目的和要求】

(1) 掌握腮腺的境界、解剖层次、内容、导管等特点及临床意义。

(2) 掌握面神经的走形及分布，及其与腮腺的关系。联系临床熟悉暴露面神经主干或周围缘支的方法。了解面神经与面后静脉的关系。

【实验内容】

1. 解剖操作部分

(1) 解剖面神经主总干及分支，观察其与腮腺的关系。

(2) 解剖腮腺，观察腮腺筋膜的解剖结构特点。

2. 标本观察部分

(1) 观察腮腺位置、外形及腮腺筋膜。

(2) 观察面神经主干、分支及出腮腺时的位置。

(3) 面后静脉与面神经、腮腺的关系。

【实验用品】

(1) 头颈部尸体及解剖器械一套。

(2) 标本及图谱：腮腺及腮腺导管、面神经、面后静脉。

【方法和步骤】

1. 解剖操作　显露腮腺与面神经。将耳前的脂肪去除，露出腮腺鞘和咬肌筋膜，注意筋膜和腮腺紧贴并深入腮腺内，将腮腺分成多数小叶的特点。显露腮腺和咬肌，并注意观察有无腮腺巴结。注意咬肌起止点。在腮腺前缘相当于耳屏至口角与鼻翼中点连线的中 1/3 段上寻找出腮腺导管，注意导管穿入颊肌的角度，联系临床意义。沿腮腺前缘相当于腮腺导管的平面向上、下分离筋膜寻找面神经分支。在导管上、下方咬肌表面找上、下颊支。在腮腺前上极，沿颧弓下缘找面神经颧支。在腮腺上缘和耳屏前 1.5cm 处寻找面神经颞支。在下颌下缘的咬肌前下角处找到面神经下颌缘支。自腮腺下端分出颈支。结扎切断腮腺导管，并沿各面神经分支的平面翻开腮腺浅叶。由前向后分离出颞面干、颈面干和面神经主干。观察面神经主干出茎乳孔时的毗邻关系。注意主干与面后静脉、颈外动脉在腮腺内的排列关系。结合标本注意面神经平面的浅、深面的腮腺大小和观察腮腺深面的重要血管和神经。观察腮腺与外耳道、颞下颌关节、乳突和咽旁间隙的毗邻关系。注意面神经颞支、颞面干和颞下颌关节的毗邻关系，联系其临床意义。观察在耳根后方皮下组织中行走的耳大神经。教师介绍分离面神经及腮腺浅叶翻开的技巧。

2. 标本观察

(1) 观察腮腺与面神经的关系。

(2) 观察穿经腮腺的神经、血管。

【作业】

(1) 图示面神经在腮腺内的各个分支的解剖位置、毗邻关系。用画线、文字标出有关结构的解剖名称。

(2) 图示出穿经腮腺的神经、血管等解剖结构，并拉线标出其名称。

【思考题】

(1) 试述腮腺咬肌区的境界、层次和内容?

(2) 叙述腮腺的外形及周界、导管的走行及开口位置?

(3) 腮腺筋膜有何特点?其临床意义有哪些?

(4) 试述面神经的分支走行和支配、与腮腺的关系?

(5) 显露面神经主干与分支有哪些方法?

实验二十八　面侧中层下颌升支、颞下颌关节咀嚼肌以及颌面诸间隙

【目的和要求】

(1) 咀嚼肌的位置、起止点及肌纤维方向。

(2) 掌握颌面诸间隙的解剖范围、层次内容，了解其交通及临床意义。

(3) 掌握三叉神经下颌支的在下颌神经管内的走行、分布及其临床意义。

(4) 掌握颞下颌关节的解剖特点、毗邻关系及其临床意义。

【实验内容】

1. 解剖操作部分

(1) 解剖颞间隙、咬肌间隙、颞下间隙、翼下颌间隙，观察其内容物及相互间的连通。

(2) 锯断下颌升支，解剖下颌神经管，观察下颌神经管及下牙槽神经在下颌管内的走行，与下颌牙根的关系。

(3) 解剖颞下颌关节，观察关节囊、关节盘及关节韧带的解剖特点。

2. 标本及图片观察

(1) 观察咀嚼肌的位置及肌纤维方向。

(2) 观察下牙槽动脉、下牙槽神经、颏神经。

(3) 观察颞下颌关节的构成和特点。

(4) 观察咽旁间隙，了解其内容及交通。

【实验用品】

(1) 头颈部尸体及解剖器械。

(2) 有关内容的标本及图片。

【方法和步骤】

1. 解剖操作步骤

(1) 解剖颞间隙：自颧弓上缘找颞浅筋膜和颞深筋膜。注意两筋膜间、筋膜与颞肌间有较多脂肪组织，即颞浅间隙。用长弯止血钳自颞浅间隙经额弓深面向下前方深入，可达颊脂体附近的颊部间隙，联系临床感染蔓延的途径。

(2) 解剖咬肌间隙：在颧弓下缘切断咬肌，讨论咬肌的附着及咬肌间隙。在下颌乙状切迹处分离并切断咬肌的血管、神经。在颧弓上将骨膜行 H 形切开，用骨膜剥离器剥离骨膜，用线锯或骨剪剪断一段颧弓(即咬肌附着部分)。观察颞肌在下颌骨喙突、下颌升支及磨牙后区的止点。

(3) 解剖神经管下颌升支：自下颌支 1/2 的下颌孔上方穿过一根线锯，锯断下颌支，锯时要用骨膜剥离器深入下颌支的内面以保护其深面的组织。然后掀起下颌支上部断端，切除骨膜，暴露面侧深区。讨论颞下间隙及翼下颌间隙的境界，主要内容结构，联系感染的来源、蔓延的途径。结合标本，观察翼内、外肌的起止点。

打开下颌神经管，观察下牙槽神经及伴行动脉的走行，了解第三磨牙牙根与下颌神经管的关系以及下颌神经管在下颌骨中的位置关系。

(4) 解剖颞下颌关节：显露颞下颌韧带和关节囊后，在其上做 T 形切开，翻开关节囊，活动髁状突断端，识别关节盘外侧面，切断关节盘与关节囊的外侧联结处。结合标本观察关节囊、关节盘、上、下关节腔的结构特点及其附丽、关节韧带等。观察颞下颌关节与腮腺、面神经颞面支、颞支、外耳道、中耳、翼外肌的毗邻关系。

2. 标本观察

(1) 观察咀嚼肌的位置及肌纤维方向。

(2) 观察下牙槽动脉及下牙槽神经的走行。

(3) 观察下颌关节标本，了解关节囊、关节盘、上下关节腔的结构特点及其附丽、关系等。了解其韧带的起止点及作用。

(4) 观察咽旁间隙，了解其内容及交通。

【作业】

(1) 图示颞下颌关节的矢状面示意图，并拉线标出重要结构名称。

(2) 图示颞肌、咬肌、翼内肌和翼外肌的形态特征和起止点。

【思考题】

(1) 讨论颌面部咀嚼肌群的起止点和作用。联系下颌骨骨折后错位的解剖因素。

(2) 掌握“间隙”这个概念。各间隙(颞、咬肌、颞下、翼下颌、咽旁等)的解剖境界、层次内容、交通及其临床意义。

(3) 试述颞下颌关节的构成。关节盘的各分区的特点。

(4) 颞下颌关节结构有何特点?联系临床检查方法。

实验二十九　颌面部深层肌、血管神经层次结构

【目的和要求】

(1) 掌握面侧深区的境界和内容。

(2) 掌握翼静脉丛，颌内动、静脉的走行及临床意义。

(3) 掌握三叉神经上颌支及下颌支的走行、分布及其临床意义。

【实验内容】

1. 解剖操作部分　解剖面侧深区，观察翼静脉丛、上颌动、静脉、翼外肌及三叉神经第三支的位置及分布走行。

2. 标本及图片观察

(1) 观察上颌动脉、静脉，翼静脉丛、脑膜中动脉的位置及分布。

(2) 观察下牙槽动脉及三叉神经下颌支：颊神经、耳颞神经、舌神经、下牙槽神经。三叉神经上颌支：眶下神经、前中后上牙槽神经、蝶腭神经结、腭神经等。

【实验用品】

(1) 头颈部尸体及解剖器械。

(2) 有关内容的标本及图片。

【方法和步骤】

1. 解剖面侧深区　去除下颌升支，显露面侧深区，结合标本，观察翼静脉丛的交通，联系颅内、外静脉的通连和上牙槽后神经阻滞麻醉时常出现血肿的原因。

去除翼静脉丛，在下颌髁状突颈部的深面，翼外肌的浅面解剖上颌动脉、静脉。联系颞下颌关节手术或行上颌骨手术时的临床意义。在上颌动脉根部的上、下缘分别剥离出脑膜中动脉和牙槽动脉。在翼内肌的表面分离出下牙槽神经和舌神经直至下颌孔水平，注意它们的走行，联系下牙槽神经、舌神经的阻滞麻醉。舌神经相当于下颌第三磨牙时的位置关系，联系临床上下颌第三磨牙手术时易伤舌神经。

2. 标本观察

(1) 观察三叉神经上颌支及下颌支的行走及分布。

(2) 观察上颌动脉、上颌静脉的分支及分布，注意上颌动脉与髁状突的关系。

(3) 观察翼外肌与三叉神经的关系。

【作业】

(1) 图示面侧深区神经、血管与翼外肌的关系，并拉线标出其名称和毗邻重要结构。

(2) 图示腮腺深面的神经、血管及其毗邻关系，用画线、文字标出有关结构的解剖名称。

【思考题】

(1) 叙述上颌动脉走行及主要分支和临床意义。

(2) 叙述翼静脉丛的位置、交通及其临床意义。

(3) 叙述三叉神经第二、三支的走行及分布。

(4) 叙述三叉神经分支与翼外肌的关系。

实验三十　口腔内结构、下颌下三角区及舌下区

【目的和要求】

(1) 掌握舌下区的境界、内容及交通。

(2) 掌握舌的结构特点。

(3) 掌握下颌下三角的解剖特点。

(4) 掌握腭部结构特点。

【实验内容】

1. 解剖操作部分

(1) 解剖舌下区，观察其内容，注意舌神经、舌下神经与下颌下腺导管的关系。

(2) 解剖下颌下区，观察下颌下三角的内窬，注意各神经、血管与导管间的关系。

(3) 解剖腭部，观察切牙孔、腭大孔的位置及通过的神经、血管，观察翼突钩的位置、绕过肌肉及临床意义。

2. 标本及图片观察

(1) 观察软腭肌肉标本。

(2) 观察舌的剖面标本。

(3) 观察舌下腺、下颌下腺位置，观察口底肌肉的组成。

【实验用品】

(1) 头颈部尸体及解剖器械。

(2) 有关内容的标本及图片。

【方法和步骤】

1. 解剖操作步骤

(1) 解剖舌下区：自下唇中部行全层切开，直达下颌骨下缘。将下颌骨下缘的软组织切断直至骨缘，用骨膜剥离器分离骨膜，切断颏神经，切开下颌骨舌侧黏膜，拔除左下中切牙或右下中切牙。自下颌骨中间用线锯锯断。将其掀起，用骨膜剥离器游离翼内肌附着于下颌角的部分，去除骨膜，观察舌下区的位置及解剖结构。注意舌下腺的位置、形态和大小，舌下腺导管的特点。注意观察舌下腺与舌体之间的重要结构：下颌下腺导管、舌神经、导管与舌神经的交叉、舌下动脉、舌深静脉、舌下静脉、舌下神经等的位置、走行及与舌下腺的关系。切开舌骨舌肌可见舌动脉，观察其走行。联系临床手术中保护这些结构。

(2) 解剖下颌下三角区：沿已切开的下颌骨下缘下方的皮肤及颈阔肌切口，切开颈深筋膜浅层。于下颌骨下缘与下颌下腺之间寻找下颌下淋巴结，观察其位置、联系其接受淋巴的范围。剥离下颌下腺腺鞘、显露下颌下腺。对比剥离腮腺鞘膜与下颌下腺鞘有何不同。在咬肌前下角的下颌骨下缘处，找出面动脉及面前静脉，观察两者的位置关系，与下颌淋巴结、面神经下颌缘支及下颌下腺的关系。继而分离下颌下腺下方，将下颌下腺从二腹肌、中间腱、舌骨舌肌、下颌舌骨肌等表面分离出来。应注意下颌下腺深方的舌下神经及其伴行静脉。然后将下颌下腺牵向前上，在下颌下腺的后上方，二腹肌后腹及茎突舌骨肌的上缘处找到面动脉的近心端。再进一步往前上方分离下颌下腺上份的深面，将下颌舌骨肌拉向前，显露由上而下排列有舌神经、颌下腺导管及下颌下腺深部与舌下腺相接触。注意舌

神经与下颌下腺的关系，其间有下颌下神经节相连。在下颌舌骨肌与舌骨舌肌之间，由上往下观察舌神经、下颌下腺导管、舌下神经及其伴行静脉的毗邻关系，舌神经与下颌下腺导管的鉴别及交叉的形态与位置。

(3) 腭部解剖：从腭部一侧黏膜上，距龈缘 1~2mm 处，从侧切牙向后直到上颌结节后方切开，达骨面。剥离骨黏膜瓣。在侧切口的后端，上颌结节的内后方，可扪及翼钩的位置。联系腭裂手术中推断翼钩的作用。掀起腭部黏骨膜瓣，找到腭大孔及由孔走出的神经血管束，切勿损伤。认识此孔的位置及神经血管束的名称和功能，联系临床意义。于此侧切口的前端，左上颌中切牙右上中切牙之间的切牙乳头处其骨面为切牙孔及由孔走出的鼻腭神经血管束。认识其位置、功能及临床意义。结合标本看软腭肌肉。

2. 标本观察

(1) 观察软腭肌肉标本，了解肌纤维方向及作用。

(2) 观察舌的剖面标本，了解舌内肌、舌外肌的走行，明确其在舌体运动中的作用。

(3) 观察舌下腺、下颌下腺位置，了解其与下颌舌骨肌的关系。

【作业】

(1) 图示下颌下三角浅层和深层，并拉线标出其名称和毗邻重要结构。

(2) 图示舌下区(口底)的神经、血管及其毗邻关系，用画线、文字标出相关结构的解剖名称。

【思考题】

(1) 叙述舌下区的境界、层次内容、交通、舌下腺及导管结构特点。

(2) 叙述下颌下三角的境界、层次、下颌下腺及导管的结构特点及其毗邻的重要神经和血管、淋巴结。

(3) 肌性口底的组成及特点有哪些?

(4) 腭部结构有何特点，有哪些重要表面标志?软腭肌肉有哪些功能?

(5) 舌的结构有何特点?

实验三十一　颈部诸结构、颈动脉三角区和气管颈段

【目的和要求】

(1) 重点掌握颈动脉三角区与颈外动脉结扎有关的解剖内容，与口腔颌面部手术有关的气管颈段。

(2) 熟悉颈清扫有关的解剖内容。

【实验内容】

1. 解剖操作部分

(1) 解剖颈前区，观察部分舌骨下肌群的起止点及部分神经。

(2) 解剖胸锁乳突肌区，观察颈鞘结构。

(3) 解剖颈动脉三角区，观察其内容物。

(4) 解剖气管颈段。

2. 观察标本及图片

(1) 观察颈筋膜分层模型及标本。

(2) 观察颈部肌肉的分层。

(3) 观察颈部有关的脑神经、颈淋巴结、胸导管、颈交感干、颈鞘、膈神经、臂丛。

【实验用品】

(1) 头颈部尸体及解剖器械。

(2) 有关内容的标本及图片。

【方法和步骤】

1. 解剖操作步骤

(1) 在颈正中切开皮肤直达胸骨颈静脉切迹，再沿锁骨向后切开皮肤、颈阔肌直达胸锁乳突肌后缘，翻起皮肤颈阔肌瓣，观察颈外静脉走行并观察胸锁乳突肌、肩胛舌骨肌、胸骨舌骨肌、胸骨甲状肌、斜方肌等的位置、起止点、外形。了解颈部分区。寻找颈神经丛浅支、枕小神经、锁骨上神经、耳大神经。

(2) 切开锁骨上区的颈深筋膜浅层，于锁骨上缘上 1~1.5cm 外，分别切断胸锁乳突肌的胸、锁骨头、将胸锁乳突肌翻起，再于锁骨上 1.5cm 处切开颈血管鞘。显露颈内静脉、颈总动脉及迷走神经。观察它们的排列关系。在分离颈内静脉下端时，注意邻近的左胸导管或右淋巴导管以及胸膜顶。结合临床讨论其意义。

(3) 继续沿锁骨平面向后剥离。于椎前筋膜浅面，在肩胛舌骨肌与斜方肌前缘相交处，将肩胛舌骨肌后下腹切断。在锁骨上三角可观察肩胛上、颈横动、静脉，以及汇入锁骨下静脉的颈外静脉下端。并可观察椎前筋膜深面、前斜角肌前缘下行的膈神经和位于前中斜角肌之间的臂丛神经。在颈后三角区，于斜方肌前缘距锁骨上约 5cm 处，可观察副神经的走行。继续沿之向上剥离于副神经穿出胸锁乳突肌后缘。在分离颈后三角底面时，应识别颈丛神经、膈神经及臂丛。结合标本观察颈丛皮支的分布。联系颈丛皮支阻滞麻醉。观察颈交感干的位置。

(4) 解剖颈动脉三角区，观察颈动脉窦和颈动脉体的位置。观察舌下神经呈弓形跨过颈内、外动脉的表面，有舌下神经发出降支，在颈鞘前面下行，与第三颈神经分支构成舌

下神经袢。分离出颈外动脉在颈部的分支：甲状腺上动脉、舌动脉、颌外动脉、枕动脉和咽升动脉。仔细鉴别颈内、外动脉。联系颈外动脉结扎的注意点。

(5) 气管颈段解剖：自环状软骨下缘至胸骨上切迹，沿正中线纵行切开皮肤及皮下组织。分离颈浅筋膜，颈深筋膜浅层及颈白线(颈深筋膜浅、中两层在中线结合成 2~3mm 宽的颈白线)。再分离颈深筋膜中层及其包被的胸骨舌骨肌和胸骨甲状肌。在颈深筋膜中层与气管颈段前面间，有颈脏器筋膜壁、脏两层形成的气管前间隙。其中有甲状腺奇静脉、甲状腺下静脉，有时还有甲状腺下动脉。在气管颈段第 2~4 气管软骨环的前方，有甲状腺峡部横过。讨论气管切开的注意事项。

2. 标本观察

(1) 观察颈筋膜分层模型及标本，了解各层颈筋膜所覆盖的内容。

(2) 观察颈部肌肉的分层，了解颈部分区的依据。

(3) 观察胸锁乳突肌区标本，了解颈淋巴结的排列分布。

(4) 观察颈部深层标本，了解有关的脑神经、胸导管、颈交感干、颈鞘、膈神经、臂丛等结构的位置。

【作业】

(1) 图示颈动脉三角的内容，指出颈外动脉结扎的部位及其毗邻关系，用画线、文字标出名称。

(2) 图示锁骨上的颈内静脉和颈总动脉的重要毗邻解剖关系，用画线、文字标出名称。

(3) 图示气管切开部位的解剖毗邻关系，用画线、文字标出名称。

【思考题】

(1) 颈部有几个分区?

(2) 试述颈动脉三角区的境界、层次、内容及临床意义。

(3) 试述颈动脉、静脉的走行和分布。

(4) 在颈淋巴清扫术中，清扫锁骨上三角需注意哪些问题?

(5) 试述颈淋巴群的位置，淋巴及胸导管的走行，联系其接受淋巴的范围，在口腔颌面部的肿瘤转移和感染上的重要意义。

(6) 试述气管颈段的境界、层次、内容及毗邻。联系气管切开术的注意点。

(第二篇由聂红兵、李娜、张成志编写)

第三篇　口腔微生物学实验指导

实验三十二　变形链球菌的分离和鉴定

【目的和要求】

初步掌握菌斑标本中致龋菌——变形链球菌分离和表型鉴定的主要程序和方法。熟悉牙菌斑中常见细菌的菌落特点、菌细胞的形态及革兰染色特征，加深学生对理论课知识的理解。

【实验内容】

(1) 介绍口腔微生物研究的基本方法。

(2) 观察菌落的特点(大小、颜色、形态、溶血性)。

(3) 重点讲授革兰染色法操作步骤，观察菌细胞形态及染色特征。

【实验用品】

(1) 厌氧培养箱。

(2) MS 琼脂、已消毒的 1ml 巯基乙醇酸盐转送液、无菌 0.2mol/L 磷酸盐缓冲液(PBS)(pH 7.0~7.2)、EP 管。

(3) 漩涡混合器、微量振荡器、可调式移液器、加样头、小试管、三角形推棒、接种环、酒精灯、载玻片、革兰染色试剂、普通光学显微镜。

(4) 口镜、镊子、无菌探针、检查盘、无菌纱球及龈上锥形洁治器。

【方法和步骤】

变形链球菌为重要致龋菌，其分离和表型鉴定程序如图 32-1。

1. 牙菌斑标本的采集和运送(以下颌第一磨牙𬌗面沟裂菌斑的采集为例)

(1) 在采集标本前，让受检者用温开水漱口，取材部位下颌第一恒磨牙用无菌纱球隔湿。

(2) 用无菌探针刮取下颌第一恒磨牙𬌗面沟裂区菌斑，收集在盛有 1ml 还原转送液的无菌带塞或带盖的试管中送检。

2. 标本的分散和稀释

(1) 将标本送至试验室，置漩涡混合器上振荡 10~20 秒，使菌斑或细菌团块分散。

(2) 用无菌的 PBS 将分散的菌斑标本做 10 倍系列稀释，不同样本的稀释程度不同(一般 10^{-4}~10^{-2})。稀释过程均要求无菌操作。

3. 培养基的选择　MS 琼脂。

4. 接种和孵育　可采用涂布法或滴注法进行接种。

(1) 涂布法：用移液器取 10μl 适量稀释的标本，用无菌三角形推棒将其均匀涂布于琼脂平板的表面。

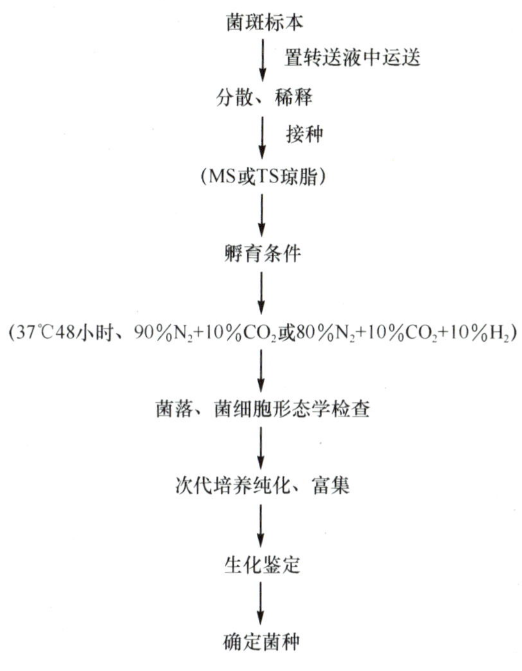

图 32-1　分离和表型鉴定程序

(2) 滴注法:用移液器取适量稀释液(25μl 或 50μl)滴注于琼脂表面,待其干后进行孵育。滴注法能比较准确地进行细菌的 CFU 定量计数。

孵育条件为 5%~10%CO_2 的微氧环境(90%~95%的 N_2)，也可用 80% N_2、10%CO_2 和 10%H_2 的大气环境，孵育温度和时间分别为 37℃、48 小时。

5. 表型鉴定的程序和方法　初代培养后进行以下检查。

(1) 菌落特征观察：从初代培养平板上观察菌落，观察要点如下(任选 5 个较典型的不同菌落并记录其特征)。

1) 形态：如水滴状、圆形、丝状、不规则状、根状、梭形等。

2) 大小：菌落直径一般以毫米计，注意大小的一致性。

3) 厚薄：扁平、丘状、凸、板球状、瘤状(中央凸)。

4) 边缘：如整齐、锯齿状、波状等。

5) 透明度：透明、半透明、不透明。

6) 颜色：无色、白、黄、红、绿、黑或棕色。

7) 菌落型：光滑、粗糙、黏液样。

(2) 菌细胞形态和染色特征观察：在载玻片上各滴 5 滴生理盐水，分别挑取上述 5 个菌落于生理盐水中，制成细菌涂片。革兰染色后，在光学显微镜(×1000 倍)下观察菌细胞形态和染色特征并记录。革兰染色步骤见图 32-2。

菌细胞形态和革兰染色特征观察要点：菌细胞形态，球形、杆形、球杆形、弯曲状、梭状、菌细胞末端形状、细胞内有无颗粒、肿胀等。革兰染色特征，阳性、阴性、染色均匀性。

(3) 进一步行耐氧试验及次代纯培养。

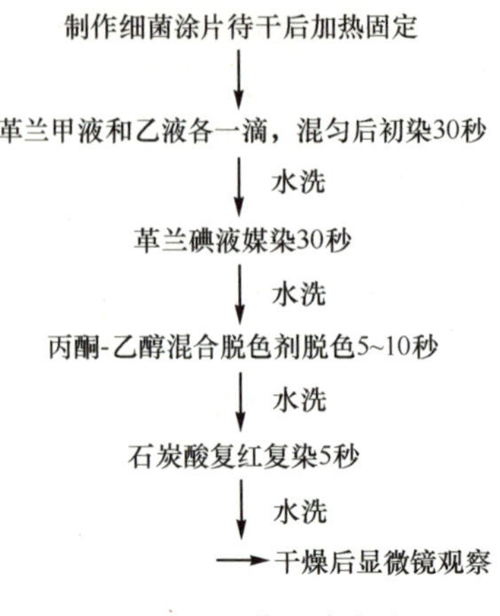

图 32-2　革兰染色步骤

(4) 生化特性检验、代谢产物分析确定菌种。

【附注】

1. 巯基乙醇酸盐溶液的配制　巯基乙醇酸钠 0.15g，磷酸氢二钠 0.11g，氯化钠 0.5g，蒸馏水加至 100ml，加热溶解，冷至 50℃，加新鲜配制的 1%$CaCl_2$ 0.9ml，高压灭菌(10 磅 20 分钟)。

2. 轻唾琼脂培养基(MS 琼脂)的配制

胰蛋白胨	1.0g	脲胨	0.5g
蔗糖	3~5g	葡萄糖	0.1g
无水(或三水)磷酸氢二钾	0.4g	琼脂	2.0g
0.1%曲利苯蓝	7.5ml	0.1%结晶紫	0.8ml
蒸馏水加至	100ml		

混合上述成分并加热使之溶解，调节 pH 至 7.6，高压高温(121℃)灭菌 15 分钟，倾注于平板前加入 1%亚碲酸钾溶液 0.28ml 并混匀。

可根据需要将蔗糖量增至 20g。

【作业】

仔细观察并详细记录菌落特点、菌细胞形态及染色特征，完成实验报告。

【思考题】

(1) 口腔微生物学研究的主要方法包括几个方面?

(2) 鉴定细菌的常规程序主要包括几个方面?

(3) 在菌斑采集、运送，细菌分离、培养的操作过程中需要注意哪些问题?

实验三十三　龋病活跃性的细菌学试验

【目的和要求】

掌握 Snyder 试验和唾液/压舌板法变形链球菌计数的方法、原理和在龋病活跃性评判中的意义。

【实验内容】

(1) Snyder 试验检测唾液中乳酸杆菌的产酸能力。

(2) 唾液/压舌板法检测唾液中变形链球菌的数量。

【实验用品】

(1) 小试管、无菌压舌板、石蜡、培养管、培养箱。

(2) Snyder 培养基、MSB 培养基平皿。

【方法和步骤】

1. Snyder 试验

(1) 学生互取唾液：嚼石蜡 1 分钟，取刺激性唾液 0.5ml 于小试管中。

(2) 将含有 4.8ml Snyder 培养基的培养管加热融化至 50℃，加刺激性唾液 0.2ml 混匀，在 37℃培养 24 小时、48 小时、72 小时。

(3) 观察培养基颜色变化，结果判断如表 33-1。

表 33-1　Snyder 试验结果

	24 小时		48 小时		72 小时	
颜色	绿	黄	绿	黄	绿	黄
龋活跃性	继续观察	显著	继续观察	中等	无	低

2. 唾液/压舌板法变形链球菌计数

(1) 嚼石蜡 1 分钟后用无菌压舌板在口腔中转 10 次，使唾液渗透于压舌板两面。

(2) 在闭口状态下取出压舌板以去除多余的唾液。

(3) 将压舌板两面在 MSB 培养基上压紧接种，37℃培养 72 小时后计菌落数。

(4) 凡菌落数大于 100 者即相当于每毫升唾液有 10^6CFU 变形链球菌。

【附注】

1. Snyder 培养基的组成　胰蛋白水解物 13.5g、酵母提取物 6.5g、葡萄糖 20.0g、NaCl5.0g、溴甲酚绿 0.029g、琼脂 16.0g、蒸馏水 1000ml、冰醋酸调 pH 至 5.0，高温高压消毒。

2. MSB 培养基的组成　胰蛋白水解物 1.0g、脲胨 0.5g、蔗糖 20.0g、葡萄糖 0.1g、磷酸二氢钾(无水)0.4g、琼脂 2.0g、蒸馏水加至 100ml、混合上述成分加热熔解使 pH 为 7.6、加 0.1%曲利苯蓝 7.5ml，0.1%结晶紫 0.8ml，充分混匀后，高压灭菌 15 分钟，冷却至 50℃左右加 1%亚碲酸钾溶液 0.28ml、杆菌肽溶液(200U/ml)0.1ml，再倾注平皿。

【作业】

记录每个时间段培养基颜色的变化并做出相应的龋活跃性判断；根据菌落数目计数变形链球菌，完成实验报告。

【思考题】

(1) Snyder 试验和唾液/压舌板法变形链球菌计数的原理。

(2) 本次试验在龋病活跃性评判中的意义。

实验三十四 唾液中钙含量测定

【目的和要求】

(1) 了解分光光度法的定量原理。

(2) 熟悉减少实验误差，提高准确度的方法和操作技术。

(3) 掌握比色-络和法测定唾液中钙浓度的原理和方法。

【实验内容】

(1) 收集口腔唾液。

(2) 测定唾液中总钙含量。

【实验原理】

甲基麝香草酚蓝与钙反应形成深蓝色的复合物，该复合物在612nm处有最佳吸收，可采用比色法直接测定。

【实验用品】

1. 实验物品 紫外分光光度计、振荡器、试管、刻度吸管、容量瓶、洗耳球、烧杯、滴管。

2. 试剂配制

(1) 显色基础液(A液)：称取亚硫酸钠2.40g，溶于70ml重蒸水中，再加乙醇胺20ml，加蒸馏水至100ml，4℃冰箱保存。

(2) MTB试剂(B液)：称取甲基麝香草酚蓝0.018g，加入50%8-羟基喹啉0.36g，聚乙烯吡咯烷酮 0.60g，加入 50%三氯乙酸 1.0ml，30%乙醇 99ml，$EDTA\text{-}Na_2$ 加至终浓度0.01mmol/L。

(3) 应用液：将贮存液A与贮存液B等量混合，稳定20分钟后使用，该试剂在2~8℃冰箱可保存2天。

(4) 钙标准贮存液(25mmol/L)：将碳酸钙放入110℃烤箱中干燥过夜，冷却后，准确称取2.5g放入1000ml容量瓶中，加少量重蒸水，加入浓盐酸5.0ml，待碳酸钙完全溶解后，用重蒸水稀释至1000ml，贮存于塑料瓶中。

(5) 钙标准应用液(2.5mmol/L)：取钙标准贮存液1.0ml，稀释至10ml。

【方法和步骤】

1. 标本收集 收集非刺激性唾液约0.5ml。

2. 测定操作 按表34-1进行。

在震荡器上混匀，在612nm波长处比色，以空白管校正零点，读取各管光密度值计算含量。

表34-1 唾液中钙含量测定的操作程序

试剂	测定管	标准管	空白管
唾液(ml)	0.1	—	—
钙标准应用液(ml)	—	0.1	—
蒸馏水(ml)	0.1	—	—
应用液(ml)	2.0	2.0	2.0

3. 计算结果　按标准管法计算唾液中钙含量：

$$C_{唾液}(\mathrm{mmol/l})=\frac{(A_{标准}-A_{空白})}{(A_{标准}-A_{空白})}\times C_{标准}=\frac{(A_{标准}-A_{空白})}{(A_{标准}-A_{空白})}\times 8.22(\mathrm{mg/dl})$$

【注意事项】

(1) 为了保证测试结果的可靠性，所有实验器皿一定要清洗干净且用三蒸水冲洗多次，烤干后待用。

(2) 为了避免玻璃中钙离子溶出，钙标准贮存液用塑料瓶保存。

(3) 为了提高分析结果的准确度，减少偶然误差，应增加平行测定次数。

(4) 本次试验所测结果为唾液中总钙度。

【作业】

按照实验步骤依次完成唾液钙含量的测定，并完成实验报告。

【思考题】

(1) 简述本次试验操作中的可能出现的问题及其对结果产生的影响。

(2) 针对本次试验分析误差产生的原因有哪些？

(3) 针对本次试验避免误差产生的措施有哪些？

(第三篇由刘梅天编写)

第四篇　口腔材料学实验指导

实验三十五　常见口腔材料

【目的和要求】

(1) 了解常用口腔材料和临床制品的重要组成及主要性能。

(2) 熟悉常用口腔材料和临床制品的名称及主要用途。

【实验内容】

(1) 讲解口腔材料样品和临床制品。

(2) 示教几种口腔材料的使用方法。

(3) 观看口腔材料学的教学光碟。

【实验用品】

1. 实验材料　有机高分子材料样品：藻酸钾印模材料、藻酸钠印模材料、硅橡胶印模材料、印模膏、牙科用蜡(常用、夏用、超薄)、嵌体蜡、自(热)凝牙托粉、自(热)凝牙托水、光固化复合树脂充填材料、粘结材料、根管充填材料；无机非金属材料样品：金属烤瓷材料、种植陶瓷材料、成品陶瓷材料、模型石膏、水门汀、包埋材料；口腔金属材料：铸造合金、煅制合金、焊接合金、银汞合金、常用金属制品；口腔辅助材料：切削研磨材料、分离剂。

2. 实验器械　橡皮碗、石膏调拌刀、黏固粉调拌刀、玻璃板。

【方法和步骤】

(1) 讲解各类口腔材料样品及临床制品的组成及性能。

(2) 演示几种口腔材料的使用方法(按产品说明操作)：藻酸钾材料、模型石膏、自凝基托材料、磷酸锌水门汀。

(3) 观看口腔材料学教学 VCD。

【作业】

辨认常用口腔材料，并完成实验报告。

【思考题】

(1) 简述口腔材料学的主要内容。

(2) 口腔材料常分为哪几类？

(3) 论述口腔材料的各种性能及其对临床的指导意义。

实验三十六　自凝基托材料和石膏模型材料的固化实验

【目的和要求】

(1) 熟悉自凝基托材料、石膏模型材料在固化过程中所产生的一些物理化学变化，如固化放热、固化形态和固化时间等。

(2) 掌握上述变化对材料性能的影响及与临床操作方法的关系。

【实验内容】

(1) 自凝基托材料的固化过程观察、固化放热测定。

(2) 石膏模型材料的固化过程观察、固化放热测定和固化时间测定。

【实验用品】

1. 实验材料　自凝基托材料(粉、液)、煅石膏、人造石、自来水。

2. 实验器械　橡皮碗、石膏调刀、黏固粉调拌刀、调拌杯、天平、量筒、温度计、秒表、玻璃板、铝箔纸、塑料薄膜、塑料圈(直径 150mm、高 10mm，侧面开孔可插温度计)。

【方法和步骤】

1. 自凝基托材料的固化过程观察、固化放热测定和固化时间的测定

(1) 将塑料圈放在表面覆盖有一层塑料薄膜的玻璃板上，把包上铝箔纸的温度计插在塑料圈的小孔处。温度计的头部置于塑料圈的中心，温度计成水平状。

注意：温度计包裹铝箔纸的目的是，在自凝基托材料固化后，温度计能够取出。

(2) 将自凝基托材料的粉液比为 2∶1(质量)或 5∶3(体积)量取，放入调拌杯中(先粉后液)，用调拌刀快速混合均匀(30 秒)。

(3) 将调拌均匀的自凝基托材料迅速充满塑料圈，同时稍加振动玻璃板，表面用调拌刀压平，在覆盖一层塑料薄膜。

(4) 从材料开始调和，每 1 分钟记录一次温度；当温度明显上升时，每 30 秒记录一次温度，直至温度显示明显下降趋势为止。

(5) 从材料开始调和，一边观察温度，一边用调拌刀试探表层材料(不能搅动中、下层材料，以避免散热的影响)，仔细观察、记录，自凝基托材料在聚合过程中各期(湿砂期、糊状期、黏丝期、面团期、橡胶期、硬化期)的形态变化、出现时间和持续时间。

注意：此试验从材料调和开始就同步进行；从调和开始到调拌刀用 4N(牛)力压下时不出现压痕的时间即为固化时间；固化前期每隔 4 秒，固化后期每隔 10 秒压一次。

2. 石膏模型材料的固化过程观察、固化放热测定和固化时间测定(表 36-1)

(1) 固化形态观察和固化放热测定：煅石膏按混水率(W/P)0.5，即粉水的体积比为 2∶1 量取，把水和煅石膏顺序放入橡皮碗中，用石膏调拌刀常速调和 1 分钟，使之均匀后按自凝基托树脂材料的固化放热测定方法操作，每 1 分钟记录一次温度，观察、测定各期(结束调和期、初步凝固期、基本凝固期)固化形态、出现时间、持续时间和该期的最高温度。此为试样 1。

另外，用人造石按混水率 0.3 重复上述操作，此为试样 2。

(2) 凝固时间测定：将煅石膏模型材料按表的条件和前述自凝基托材料的固化时间测定方法，每组重复 3 次，制作 3 个试样，把三次凝固时间读数的算术平均值作为实验结果，并得出标准偏差。

注意：从粉水调和开始，至材料表面用调拌刀施加 3N 力时不出现压痕的时间定为凝固时间；每隔 30 秒压一次。

表 36-1　测定石膏凝固时间的条件

组号	混水率	调和时间(秒)	搅拌速度
1	0.45	60	常速
2	0.50	60	常速
3	0.55	60	常速
4	0.50	90	比常速快 1/3

【作业】

(1) 自凝基托材料的固化形态观察、固化时间及固化放热测定。

(2) 石膏模型材料的固化形态观察、固化时间及固化放热测定。

(3) 不同条件下，煅石膏模型材料凝固时间的测定。

【思考题】

(1) 自凝基托材料与热凝基托材料在性能和用途上比较有哪些不足？

(2) 简述影响石膏模型材料凝固速度的因素以及临床操作应注意的问题。

实验三十七　印模材料、模型材料和水门汀的流动性实验

【目的和要求】

(1) 了解千分卡尺的使用方法。

(2) 熟悉流动性与材料到达所需部位的精确度与细微形态之间的关系。

(3) 掌握印模材料、模型材料和水门汀三类口腔材料的流动性试验方法。

【实验内容】

(1) 藻酸钾和硅橡胶印模材料的流动性试验。

(2) 煅石膏和牙科人造石模型材料的流动性试验。

(3) 磷酸锌水门汀和玻璃离子水门汀的流动性试验。

【实验原理】

本试验采用规定质量的负荷加压，使调和材料有糊状变成薄片，凝固后测定其尺寸大小，以凝固试片的平均直径测定值表示这种材料的流动性。

【实验用品】

1. 实验材料　藻酸钾印模材料、硅橡胶印模材料、煅石膏模型材料、牙科人造石模型材料、磷酸锌水门汀、玻璃离子水门汀

2. 实验器械　石膏调拌刀、黏固粉调拌刀、橡皮碗、玻璃板、天平、量筒(50ml)、秒表、开口注射器(5ml)、负荷加载器(1.5kg)、千分卡尺、大玻璃板两块[长(1)60mm、宽(60mm)、质量 20 ± 2g、玻璃板两平面间必须平行]。

【方法和步骤】

(1) 将上述三类口腔材料的两组分按质量比 2∶1(或按产品规定的比例)称取，分别在橡皮碗或调和板上调和 1 分钟，用开口注射器快速量取，挤注 0.5ml 调和好的材料置于无菌玻璃板中心；在调和结束后 60 秒，另取一无菌玻璃板轻盖在调和材料上，再垂直轻压 1.5kg 负荷；5 秒后卸去负荷，用千分卡尺分别在几个不同的部位测量凝固试片直径的平均值(D)，再以算术平均值作为该式样流动性的测量值($\overline{D}$，精确到 0.01mm)。

(2) 每种材料按上述方法重复操作三次，实验结果以算术平均值($\overline{X}$)表示，取三位有效数字，并得出标准偏差(S)。计算公式为

$$\overline{X}=\frac{\sqrt{Xi}}{n}$$

$$S=\sqrt{\frac{\sum(Xi-\overline{X})2}{n-1}}$$

公式中：$\overline{X}$：一组测定值的算术平均值；Xi：单个测定值；n：测定值个数；S：标准偏差值。

【注意事项】

(1) 用天平准确称取实验材料。

(2) 放置负荷应避免施加外力，并尽量使试片两面成平行。

(3) 流动性一般用一定的范围，如国家标准规定藻酸盐印模材料的凝固试片的平均直

径必须在 27~36mm 内，并由其测定装置。

(4) 不同材料的流动性的表征指标和测试方法有所不同，如水门汀的流动性使用薄膜厚度来表征的。

【作业】

三类六种口腔材料的流动性。

【思考题】

比较分析试验材料的流动性大小及其影响因素。

实验三十八　藻酸盐印模材料的形变实验

【目的和要求】

(1) 了解印模材料的尺寸稳定性。

(2) 熟悉提高印模和模型尺寸精确性的方法。

【实验内容】

(1) 藻酸盐印模材料的失水形变试验。

(2) 藻酸盐印模材料的永久形变试验。

【实验原理】

尺寸变化通常用长度(或体积)变化的百分数来表示，一般采用直接测量法，即对材料变化前后的长度(或体积)直接测量。

(1) 藻酸盐印模材料在制取印模后，由于吸水或失水，其体积将发生膨胀或收缩。本试验通过加热快速除去水分后，测定印模材料的失水尺寸收缩形变。

(2) 通过对藻酸盐印模材料试样施加一定的压力后，测定加压前后试样的永久形变，要求能使试样产生 20%应变的力持续 5 秒后，永久形变不超过 5%。

【实验用品】

1. 实验材料　藻酸钾印模材料，分离剂(藻酸盐水溶液)、自来水。

2. 实验器械　调拌刀、橡皮碗、失水形变试样模具、圆形金属模具、手术刀、玻璃板、千分卡尺、天平、恒温干燥箱、恒温水槽、秒表、温度计、雕刻刀。

【方法和步骤】

1. 藻酸盐印模材料的失水形变试验　按藻酸盐糊剂和煅石膏粉的质量比 2∶1 称取，放入橡皮碗中，在 1 分钟内调拌，然后充填入已涂满分离剂的失水形变试样模具内。模具上下两面用涂有分离剂的玻璃板压平，去除多余材料后，用调拌刀将表面修平整，待材料凝固后取出试样，用手术刀将边缘修平整，再用千分卡尺准确测量试样的长(l_1)、宽(b_1)和高(h_1)。同法制作 6 个试样。然后将 3 个试样放入 60℃恒温干燥箱中，1.5 小时后取出试样，再测量试样的长(l_2)、宽(b_2)和高(h_2)。另外 3 个试样在室温下放置 24 小时后，再测量试样的长(l_2)、宽(b_2)和高(h_2)。测量都精确到 0.01mm。按下式计算试样体积失水形变(L)：

$$L=V_2-V_1=L=l_2b_2h_2-l_1b_1h_1(\mathrm{mm}^3)$$

式中，注脚 1 为试样失水前的测定值(mm)；注脚 2 为试样失水后的测定值(mm)。每组制作 3 个试样，实验结果以算数平均值表示，并算出标准偏差。

2. 藻酸盐印模材料的永久形变试验　把圆形金属模具放在一块盖有聚乙烯薄膜的玻璃板上，在振动下充填入按照前述方法调和的藻酸盐印模材料，填入的材料稍多于圆形金属模具高度的 1/2。然后将圆柱形金属模具放入圆环金属模具内，并用力压入印模材料中，直到模具接触到玻璃板和印模材料被挤到模具顶上为止。再将另一块盖有聚乙烯薄膜的玻璃板压在模具顶上，在调和结束 30 秒后，将模具及玻璃板一起放入(32 ± 1)℃的恒温水浴槽中。调和 5 分钟后，将模具和玻璃板从水浴槽中取出，除去溢料，将试样与模具分开，有千分卡尺圆柱体试样高度为 H_0(即圆柱形金属模具的高度)。

把试样放在水平的玻璃板上，按下述时间进行试验，其中 t 为凝固时间(5 分钟)。

t+45 秒；用千分卡尺轻轻测量试样高度。

t+55 秒：测量记录为 A。

t+60 秒：在试样上放一小块玻璃板，在其上尽量平行且垂直加压，使试样受到 20%的形变(用千分卡尺标示)，即把试样高度压缩到 $A \times 80\%$mm 并保持 5 ± 0.5 秒。

t+90 秒：用千分卡尺轻轻测量试样高度。

t+100 秒：测量值记录为 B。

测量精确到 0.01mm，然后按下式计算永久形变(P)：

$$P = \frac{A - B}{H_0} \times 100\%$$

式中，A 为应变前试样高度测定值(mm)；B 为应变后试样高度测定值(mm)；H_0 为试样原高(mm)；每组重复制作 3 个试样，试验结果以其算术平均值表示，并得出标准偏差。

【注意事项】

(1) 由于是加热快速除水，因此藻酸盐印模材料失水形变试样干燥后有裂缝，测量试样尺寸时应尽可能减少此误差。

(2) 对藻酸盐印模材料的永久形变试验，应尽可能平行且垂直加压，使试样受到 20%的变形，并保持(5 ± 0.5)秒。

【作业】

(1) 藻酸盐印模材料的加热失水形变。

(2) 藻酸盐印模材料的室温失水形变。

(3) 藻酸盐印模材料的永久形变。

【思考题】

根据本试验，如何才能保证藻酸盐印模的尺寸准确性？

(第四篇由韩冰编写)

第五篇　预防口腔医学实验指导

实验三十九　口腔健康调查——临床检查方法和标准一致性实验

【目的和要求】

掌握标准一致性试验的方法和步骤，初步掌握口腔健康调查的龋病检查方法。

【实验用品】

5 号牙科探针、平面口镜、镊子、乙醇、消毒缸、铅笔、橡皮、垫板、计算器、标准一致性试验统计表格。

【方法和步骤】

(1) 带教老师为参考检查者，20(或 15~20)名指定同学为被检查者，由参考检查者检查 20(或 15)名被检查者的第一、第二恒磨牙患龋情况，将检查结果记录到标准一致性试验统计表格中。

(2) 每位同学为检查者，检查该 20(或 15~20)名参考检查者第一、第二恒磨牙患龋情况，将检查结果记录到标准一致性试验统计表格中。

(3) 龋病诊断标准：龋病包括龋、因龋充填和因龋缺失。①龋齿：牙齿的窝沟点隙或光滑面有明显的龋洞、或明显的釉质下破坏、或明确的可探及软化洞底或洞壁的病损记为龋齿。牙齿上有暂时充填物按龋齿计，窝沟封闭同时伴有龋者也按龋计。若有任何疑问，不能记为龋齿；②已充填有龋：牙冠上有一个或多个永久充填物且伴有一个或多个部位龋坏者记为已充填有龋。无须区分原发龋或继发龋(即不管龋损是否与充填体有关均使用同一代码)；③已充填无龋：牙冠有一个或多个永久充填物且无任何部位龋坏，记为已充填无龋，包括因龋而做的冠修复；④因龋缺失：因龋而拔除的恒牙或乳牙。

【实验结果】

填写口腔调查标准一致性试验检查表(表 39-1)，并整理结果填定表 39-2、表 39-3 计算 kappa 值。

【实验结论】

标准一致性试验的意义，kappa 值的意义；该检查者 kappa 值是否合格。

【注意事项】

(1) 被检查者统一由组长编号，保证有相同顺序，有利于结果统计，20(或 15~20)名被检查者遇到自己顺序编号时留空格。

(2) 被检查者不得向检查者主动透露自己的患龋情况。

(3) 不得参阅其他检查者的检查结果。

(4) 患龋情况包括龋、失、补，遇到失牙情况应主动询问原因。

(5) 注意树脂牙情况。

表 39-1 口腔调查标准一致性试验检查表

检查者姓名：________________ 学号：____________

填写代码：无龋 0；有龋 1 调查日期： 年 月 日

被检查者姓名1

17	16	26	27
47	46	36	37

被检查者姓名2

17	16	26	27
47	46	36	37

被检查者姓名3

17	16	26	27
47	46	36	37

被检查者姓名4

17	16	26	27
47	46	36	37

被检查者姓名5

17	16	26	27
47	46	36	37

被检查者姓名6

17	16	26	27
47	46	36	37

被检查者姓名7

17	16	26	27
47	46	36	37

被检查者姓名8

17	16	26	27
47	46	36	37

被检查者姓名9

17	16	26	27
47	46	36	37

被检查者姓名10

17	16	26	27
47	46	36	37

被检查者姓名11

17	16	26	27
47	46	36	37

被检查者姓名12

17	16	26	27
47	46	36	37

被检查者姓名13

17	16	26	27
47	46	36	37

被检查者姓名14

17	16	26	27
47	46	36	37

被检查者姓名15

17	16	26	27
47	46	36	37

被检查者姓名16

17	16	26	27
47	46	36	37

被检查者姓名17

17	16	26	27
47	46	36	37

被检查者姓名18

17	16	26	27
47	46	36	37

被检查者姓名19

17	16	26	27
47	46	36	37

被检查者姓名20

17	16	26	27
47	46	36	37

被检查者姓名21

17	16	26	27
47	46	36	37

(续表)

检查者姓名：＿＿＿＿＿＿＿＿　学号：＿＿＿＿＿＿

填写代码：无龋 0；有龋 1　　调查日期：　　年　　月　　日

被检查者姓名1

17	16	26	27
47	46	36	37

被检查者姓名2

17	16	26	27
47	46	36	37

被检查者姓名3

17	16	26	27
47	46	36	37

被检查者姓名4

17	16	26	27
47	46	36	37

被检查者姓名5

17	16	26	27
47	46	36	37

被检查者姓名6

17	16	26	27
47	46	36	37

被检查者姓名7

17	16	26	27
47	46	36	37

被检查者姓名8

17	16	26	27
47	46	36	37

被检查者姓名9

17	16	26	27
47	46	36	37

被检查者姓名10

17	16	26	27
47	46	36	37

被检查者姓名11

17	16	26	27
47	46	36	37

被检查者姓名12

17	16	26	27
47	46	36	37

被检查者姓名13

17	16	26	27
47	46	36	37

被检查者姓名14

17	16	26	27
47	46	36	37

被检查者姓名15

17	16	26	27
47	46	36	37

被检查者姓名16

17	16	26	27
47	46	36	37

被检查者姓名17

17	16	26	27
47	46	36	37

被检查者姓名18

17	16	26	27
47	46	36	37

被检查者姓名19

17	16	26	27
47	46	36	37

被检查者姓名20

17	16	26	27
47	46	36	37

被检查者姓名21

17	16	26	27
47	46	36	37

【实验结果】

填写标准一致性试验检查表，并整理结果填写表 39-2、表 39-3，计算 Kappa 值。

表 39-2　8 颗第一、二恒磨牙龋病检查整理表

检查者 A	参考检查者	
	龋病	非龋
龋病		
非龋		

表 39-3　8 颗第一、二恒磨牙龋病检查结果

检查者 A	参考检查者		合计
	龋病	非龋	
龋病	(a)	(b)	(P_1)
非龋	(c)	(d)	(P_2)
合计	(q_1)	(q_2)	

Kappa 值计算公式：

$$k = \frac{2(ad - bc)}{p_1 q_2 + p_2 q_1}$$

实验四十　口腔健康现场调查

【目的和要求】

掌握口腔健康调查的临床检查和记录方法；熟悉口腔健康调查的步骤。

【实验用品】

CPI 探针、平面口镜、镊子、乙醇、消毒缸、铅笔、橡皮、垫板、口腔健康调查表。

【方法和步骤】

(1) 带教老师以示教方式进行临床口腔健康检查和调查表格的填写，注意老师的操作程序和检查者与记录员的配合。

(2) 每三位同学为一组，一名为检查者，一名为记录员，一名为被检查者，依次轮流互相交替检查。检查前，先按照口腔健康调查表中一般项目将被调查者一般情况进行填写。

(3) 检查冠龋情况，逐牙进行，顺序为右上→左上→左下→右下，每颗牙的 4(5)个面都要检查到，龋病诊断标准见实验一相关内容，检查结果代码见口腔健康调查表。

(4) 使用 CPI 探针检查牙龈出血和牙石情况，口腔检查顺序均为右上→左上→左下→右下，每颗指数牙先检查舌侧，再检查颊侧，每个区段中以最重的指数牙检查结果为该区段结果。先检查牙龈出血，然后检查牙结石。

(5) 牙结石检查方法：肉眼可见到的龈上牙石、检查牙龈出血时可探及的龈下牙石。

(6) 牙龈出血检查方法：分四个象限，每个象限从后牙舌面检查到前牙舌面，然后观察该象限内每颗牙齿舌面的牙龈出血情况。若牙齿的舌面已经有了出血，这颗牙齿的唇颊面可以不再检查。若牙齿的舌面没有出血，则需要从该象限后牙的颊面检查到前牙的唇面，然后再观察该象限牙齿唇颊面的牙龈出血情况；探针与牙面成 45° 角，沿着龈缘轻轻地从牙齿舌面或颊面的远中探查到近中，避免深探；检查牙齿唇颊面时，一定要拉开颊黏膜，避免颊黏膜与牙齿接触而影响牙龈出血的观察。

(7) 氟牙症检查方法：视诊检查全口已完全萌出的牙冠，选病情最重的两颗牙用 Dean 氟牙症指数记分，若两颗牙记分一致，则受检者氟牙症记分与两颗牙记分相同，若两颗牙记分不同，则以记分较小的为受检者的记分，诊断标准参见教材。

(8) 一轮调查结束后，重新组合小组，再进行第二轮调查。每位同学需对 3 个人进行调查，完成三份调查表。

【实验结果】

填写口腔健康调查表（表 40-1）。

【实验结论】

社区牙周指数检查方法。

【注意事项】

(1) 被检查者不得向检查者主动透露自己的患龋情况。

(2) 患龋情况包括龋、失、补，遇到失牙应主动询问原因。

(3) 牙周检查时注意勿损伤牙龈；按照编码要求，用铅笔填写。

表 40-1 口腔健康调查表

姓名 ________________ ID号 □□□□□□□□□□

户口类型 城=1 乡=2 □ 性别 男=1 女=2 □ 年龄 □□ 民族 □□

出生日期 □□□□ □□ □□

检查日期 □□□□ □□ □□ 检查者姓名 □□□□

牙列状况

	18	17	16	15	14	13	12	11	21	22	23	24	25	26	27	28
冠龋	□	□	□	□	□	□	□	□	□	□	□	□	□	□	□	□
冠龋	□	□	□	□	□	□	□	□	□	□	□	□	□	□	□	□
	48	47	46	45	44	43	42	41	31	32	33	34	35	36	34	38

恒牙冠

0	无龋	5	因其他原因失牙
1	有龋	6	窝沟封闭
2	已充填有龋	7	桥基牙，特殊冠成贴面，种植牙
3	已充填无龋	8	未萌牙
4	因龋缺失	T	前牙外伤
		9	不作记录

牙周状况

17/16	11	26/27	17/16	11	26/27
□	□	□	□	□	□
□	□	□	□	□	□
47/46	31	36/37	47/46	31	36/37

牙龈出血		牙石	
0 无	0 无	0 无	0 无
1 有	1 有	1 有	1 有
9 不作记录	9 不作记录	9 不作记录	9 不作记录
X 缺失牙	X 缺失牙	X 缺失牙	X 缺失牙

氟牙症

□

0	正常	4	中度
1	可疑	5	重度
2	很轻	9	不作记录
3	轻度		

（续表）

姓名 ________　　ID号 □□□□□□□□□□

户口类型　城=1 乡=2 □　　性别　男=1 女=2 □　　年龄 □□　　民族 □□

出生日期 □□□□ □□ □□

检查日期 □□□□ □□ □□　　检查者姓名 □□□□

牙列状况

	18	17	16	15	14	13	12	11	21	22	23	24	25	26	27	28
冠龋	□	□	□	□	□	□	□	□	□	□	□	□	□	□	□	□
冠龋	□	□	□	□	□	□	□	□	□	□	□	□	□	□	□	□
	48	47	46	45	44	43	42	41	31	32	33	34	35	36	34	38

恒牙冠

0	无龋	5	因其他原因失牙
1	有龋	6	窝沟封闭
2	已充填有龋	7	桥基牙，特殊冠成贴面，种植牙
3	已充填无龋	8	未萌牙
4	因龋缺失	T	前牙外伤
		9	不作记录

牙周状况

17/16	11	26/27	17/16	11	26/27
□	□	□	□	□	□
□	□	□	□	□	□
47/46	31	36/37	47/46	31	36/37

牙龈出血				牙石			
0	无	0	无	0	无	0	无
1	有	1	有	1	有	1	有
9	不作记录	9	不作记录	9	不作记录	9	不作记录
X	缺失牙	X	缺失牙	X	缺失牙	X	缺失牙

氟牙症

□

0	正常	4	中度
1	可疑	5	重度
2	很轻	9	不作记录
3	轻度		

实验四十一　口腔流行病学调查资料统计分析

【目的和要求】

掌握口腔健康调查资料的汇总和结果分析方法。

【实验用品】

口腔健康调查结果、计算机。

【方法和步骤】

(1) 根据口腔健康调查表格，设计 Excel 录入表格，建立 Excel 数据库(图 41-1)。

	A	L	M	N	O	P	Q	R	S	T	U	V	W	X	Y
1	序号	上颌冠龋													
2		17	16	15	14	13	12	11	21	22	23	24	25	26	27
3	1	0	1	0	0	0	1	1	0	1	0	0	0	1	1
4	2	0	0	0	0	0	0	0	0	0	0	0	0	0	5
5	3	5	5	5	5	1	0	0	1	5	0	5	5	5	5

	A	B	C	D	E	F	G	H
1	序号	性别	社区牙周指数					
2			17/16	11	26/27	46/47	31	36/37
3	1	1	0	0	0	0	2	0
4	2	1	0	0	0	0	2	0

图 41-1　建立 Excel 数据库-口腔健康调查表格

(2) 以全班口腔健康调查结果为分析资料，录入到设计好的 Excel 录入表格中。

(3) 利用 Excel 相应的函数(可使用的函数有：COUNT、COUNTIF、AVERAGE、STDEV)，按照实验结果中表 41-1 和表 41-2 的项目，统计计算相应的统计指标(图 41-2)。

AG	AH	AI	AJ	AK	AL
		DMF			
37	38	D	M	F	DMFT
		0	0	0	0
患龋人		374	68	75	412
患龋牙		1029	108	150	1287
龋均		1.58	0.17	0.23	1.97
标准差		1.93	0.57	0.84	2.25
患龋率		57.36	10.43	11.50	63.19
充填比				11.66	

H	I	J	K	L
36/37	出牙血龈	牙石	周浅袋牙	周深袋牙
0	0	1	0	0
阳性人数	6	479	6	0
区段数	13	2211	6	0
平均区段	0.02	3.39	0.01	0.00
标准差	0.27	2.64	0.10	0.00
检出率	0.92	73.47	0.92	0.00

图 41-2　统计结果

(4) 利用 Excel 的“数据分析”功能、函数“CHITEST”和“CHIINV”分别对男女的龋均、患龋率、牙龈出血、牙结石均数和检出率进行统计检验，判断男女上述各项指标有无差别。

【实验结果】

(1) 填写表格。

(2) 统计检验。

表 41-1　______名大学生患龋情况

项目	男	女	合计
受检人数			
患龋人数			
患龋率(%)			
龋失补牙数			
龋均($\bar{x} \pm s$)			
龋齿充填构成比(%)			

表 41-2　______名大学生牙龈出血和牙结石检出情况

项目	牙龈出血			牙石		
	男	女	合计	男	女	合计
受检人数						
检出人数						
检出率(%)						
检出区段($\bar{x} \pm s$)						

实验四十二 龋病预防——窝沟封闭及局部用氟

【目的和要求】

(1) 掌握窝沟封闭的适应证、操作步骤及注意事项。

(2) 掌握并比较不同局部用氟方法的操作特点。

【实验用品】

(1) 窝沟封闭剂、光固化灯和和治疗盘(口镜、探针、镊子和棉卷)。

(2) 氟漆、氟凝胶或氟泡沫、托盘、棉球、小刷子。

【实验内容】

(1) 示教窝沟封闭并详细讲述操作要领。

(2) 同学操作练习，掌握操作方法，熟悉操作步骤(每人封闭或充填 1~2 颗恒磨牙)。

(3) 总结实验中出现的问题，对其中窝沟封闭充填失败病例的原因进行分析。

【方法和步骤】

(一) 窝沟封闭

1. 确定受试者

(1) 选择窝沟封闭适应证对象，可由同学担当受试者。

(2) 示教前调整好受试者体位(按牙体治疗要求)，告之受试者窝沟封闭的好处，嘱咐其配合医生临床操作要求。

2. 示教(窝沟封闭的操作方法和步骤)

(1) 清洁牙面：在低速受机上装好锥型小毛刷或橡皮杯，刷洗牙面，用探针清除颊沟和舌沟，对于沟裂有可疑龋者，用细头金刚砂钻磨除。彻底刷洗牙面后漱口。

(2) 酸蚀：将牙面吹干后用细毛刷或小棉球蘸上酸蚀剂放在要封闭的牙面上，面积为接受封闭的范围，一般为牙尖斜面的 2/3。恒牙酸蚀时间为 20~30 秒。

(3) 冲洗和干燥：酸蚀后用水枪加压冲洗牙面 10~15 秒，边冲洗边用吸唾器吸干以彻底去除酸蚀剂和反应产物。冲洗后立即用干棉卷隔湿，再用无油无水的压缩空气吹干牙面 15 秒，注意防止被唾液污染。

(4) 涂布封闭剂：用细毛刷将光固化封闭剂涂布在酸蚀牙面上。注意使封闭剂渗入窝沟，使窝沟内的空气排出，涂到所有的酸蚀面，有一定的厚度。

(5) 固化：光固化封闭剂涂布后，立即用可见光源照射。照射距离离牙尖 1mm，照射时间为 20~40 秒，照射部位要大于封闭剂涂布的范围。照射结束后彻底漱口。

(6) 检查：封闭固化结束后，用探针全面进行检查，了解固化程度、粘接情况，注意有气泡的存在，寻找是否有遗漏或未封闭区域，观察有无过多封闭材料，如发现问题及时处理。

3. 练习窝沟封闭的临床操作

(二) 含氟涂料的使用

在仿头模型上进行或实习生互相涂拭。

1. 实验准备 口腔检查盘、氟漆、棉球、气枪或橡皮球。

2. 操作方法

(1) 用牙刷彻底清洁牙齿表面。

(2) 隔湿后用棉球擦干或用气枪吹干牙面，因涂料即使在潮湿的口腔内环境中也可以很快凝固，故用药前可不需彻底干燥牙面。

(3) 用小刷子或棉球(直径 1mm 左右)将 0.3~0.5ml 涂料直接涂抹在各个牙面上，并借助牙线将涂料带到临面。

(4) 待其凝固。要求患者最好在 2~4 小时不进食，当晚不刷牙，以保证涂料与牙齿表面的最大接触。涂膜一般保持 24~48 小时。

注意：避免接触牙龈，以免过敏；避免咽入体内；挥发性强，快速操作，减少挥发。

(三) 含氟凝胶(泡沫)的使用

含氟凝胶(泡沫)的操作方法为以下几点。

(1) 选择合适的托盘：托盘的大小应适合牙列，能覆盖全部牙齿，要有足够的深度覆盖到牙颈部黏膜。

(2) 患者身体坐正：不要后仰，以免凝胶流入咽部。

(3) 装入含氟凝胶：托盘内的凝胶要适量，一般来说将氟凝胶置于托盘的边缘下 2mm 时量较适合，此时既能覆盖全部牙齿，又能避免凝胶过多，溢出托盘，使操作对象感到不适或被咽下。

(4) 放置托盘：将装有含氟凝胶的托盘放入上下牙列，嘱其轻咬使凝胶布满牙面及牙间隙。

(5) 在口内保留 1~4 分钟后取出，拭去残留泡沫，以减少吞咽量。

(6) 半小时不漱口进食。

(7) 含氟凝胶每年至少应使用两次。

体会：如何装入凝胶或泡沫，尤其是泡沫，避免挤出太多，造成浪费；如何减少患者的恶心、呕吐的感觉。

注意事项：遵守实验室有关安全操作的规定。

【实验结果】

(1) 评定学生对窝沟封闭适应证的掌握。

(2) 评定学生窝沟封闭充填的操作方法和步骤。

【思考题】

(1) 窝沟封闭与预防性充填有何不同?

(2) 简述氟化物防龋的作用机制。

(3) 不同局部用氟方式的适用对象及特点。

实验四十三　口腔健康教育与促进——问卷调查

【目的和要求】

评定学生开展社会问卷调查的能力。

【实验用品】

直尺、A4 纸、计算器。

【方法和步骤】

(1) 每三位同学为一组，设计口腔健康问卷调查表格。

(2) 以全班同学为对象，按照自己设计的问卷调查表格进行问卷调查。

(3) 以全班口腔健康问卷调查结果为分析资料，按照性别分组，统计问卷调查表格中调查项目。

【实验结果】

(1) 以小组为单位设计问卷调查表格。

(2) 口腔健康问卷调查结果统计分析。

【注意事项】

(1) 认真设计调查表格，不得抄袭他人结果。

(2) 认真按照问卷表格上设计的内容进行问卷调查。

(3) 每组统计自己的问卷调查结果。

(第五篇由周海静、李志强编写)

参考文献

卞金有. 2008. 口腔预防医学. 第5版. 北京：人民卫生出版社
陈治清. 2003. 口腔材料学. 第3版. 北京：人民卫生出版社
陈治清. 2008. 口腔材料学. 第4版. 北京：人民卫生出版社
胡德渝. 2012. 口腔预防医学. 第6版. 北京：人民卫生出版社
刘正. 2001. 口腔生物学. 北京：人民卫生出版社
刘正. 2003. 口腔生物学. 第2版. 北京：人民卫生出版社
皮昕. 2005. 口腔解剖生理学. 第5版. 北京：人民卫生出版社
皮昕. 2007. 口腔解剖生理学. 第6版. 北京：人民卫生出版社
王嘉德. 2004. 口腔医学实验教程. 第2版. 北京：人民卫生出版社
王嘉德. 2008. 口腔医学实验教程. 第3版. 北京：人民卫生出版社
王美青. 2003. 石膏牙雕刻艺术与技术. 西安：第四军医大学出版社
王美青. 2012. 口腔解剖生理学. 第7版. 北京：人民卫生出版社
于世凤. 2003. 口腔组织病理学. 第5版. 北京：人民卫生出版社
于世凤. 2007. 口腔组织病理学. 第6版. 北京：人民卫生出版社
于世凤. 2012. 口腔组织病理学. 第7版. 北京：人民卫生出版社
赵信义. 2012. 口腔材料学. 第5版. 北京：人民卫生出版社